DESINFLAMACIÓN ABDOMINAL
Almudena Leyva Gómez

DESINFLAMACIÓN ABDOMINAL

Almudena Leyva Gómez

SanaMente

Desinflamación abdominal

Primera edición, 2026

© 2026 Almudena Leyva Gómez

© 2026 Editorial Sentir es un sello editorial de Marcombo, S. L.
Avenida Juan XXIII, n.º 15-B
28224 Pozuelo de Alarcón. Madrid
www.editorialsentir.com
Contacto: sentir@marcombo.com

© 2026 Colección SanaMente

Diseño de la cubierta: cuantofalta.es
Maquetación: D. Márquez
Corrección: Mónica Muñoz
Director de colección: David González Calle
Directora de producción: M.ª Rosa Castillo

ISBN: 978-84-267-4131-8
DL: B 10113-2026

Impreso en Servicepoint
Printed in Spain

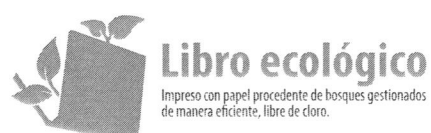

Libro ecológico
Impreso con papel procedente de bosques gestionados
de manera eficiente, libre de cloro.

Índice

A mi familia,
por su paciencia infinita, por acompañarme
en cada fase de este camino y por sostenerme
incluso en los días más exigentes. Gracias por
entender mis silencios, mis desvelos y mi pasión.

A mis alumnas,
porque cada una de vosotras ha sido maestra
en mi vida. Gracias por confiar, por compartir
vuestros retos y por enseñarme que el verdadero
aprendizaje es el que se construye juntas: desde
la escucha, la empatía y la constancia.

Este libro es para todas las mujeres que, en
medio del ruido diario, deciden parar, cuidarse y
reconectar con su cuerpo.
Que cada página sea un impulso hacia el
bienestar que mereces.

Con gratitud y cariño,
Almudena

Lista de símbolos

HIIT   Entrenamiento de alta intensidad
IG   Índice glucémico
GAR   Gimnasia abdominal respiratoria

PRÓLOGO

Conocí a Almudena gracias a nuestros hijos, que compartían aula y, desde el primer momento, nos sentimos a gusto. Así comenzó una bella amistad que hoy valoro profundamente.

Desde el primer día, me impresionó su manera de estar en el mundo: auténtica, decidida y profundamente fiel a sus creencias. Almudena tiene esa disciplina que no se impone, sino que inspira; esa serenidad que no nace de la teoría, sino de la experiencia vivida en primera persona; algo que la caracteriza de una manera especial: Almudena vive lo que predica. Practica cada recomendación que comparte y encarna el estilo de vida saludable que enseña. Por eso, cuando me habló de este proyecto, supe que no sería un libro más. Sería un acto de generosidad.

A lo largo de su carrera, Almudena ha escuchado, acompañado y guiado a cientos de mujeres que, al llegar a cierta etapa de la vida, sienten que su cuerpo cambia sin aviso y sin permiso. Todas se hacen las mismas preguntas: «¿Es inevitable la inflamación abdominal? ¿Es la menopausia una sentencia? ¿Existe una forma real y práctica de recuperar el bienestar?». Este libro es su respuesta: una respuesta clara, honesta y posible.

Lo que diferencia esta obra no es solo la ciencia que contiene ni las herramientas prácticas que ofrece, sino la forma en que Almudena las presenta: con realismo, con sencillez y con una profunda comprensión del cuerpo femenino. Aquí no hay fórmulas milagrosas ni promesas vacías. Hay camino. Hay conciencia. Hay trabajo. Y, sobre todo, hay esperanza.

Almudena no escribe desde la distancia del profesional que observa, sino desde el lugar de la mujer que también se ha enfrentado a cambios, dudas e inflamación; que conoce en carne propia esa mezcla de frustración y cansancio que muchas callan, y que ha decidido transformar ese conocimiento en acompañamiento.

Este libro es para todas nosotras: para la mujer ocupada que siempre se deja para el final; para la que mira su cuerpo sin entenderlo; para la que quiere cuidarse, pero no sabe por dónde empezar; para la que cree que ya es tarde. Almudena nos recuerda que nunca lo es: que basta un pequeño paso para iniciar un cambio profundo; que el bienestar no se compra: se construye.

El libro *El cuerpo inflamado* no es solo una guía. Es un espacio seguro donde no se exigen cuerpos perfectos, sino decisiones conscientes; donde no se juzga el pasado, sino que se acompaña al presente; donde cada mujer encuentra herramientas para reconectar con su energía, su fuerza y su mejor versión.

Abrir este libro es decirse a una misma: «Hoy empiezo por mí». Y no se me ocurre mejor compañera para ese viaje que Almudena.

Jenny Abanto

1

PRESENTACIÓN

MINITEST DE AUTOEVALUACIÓN:

¿Está su cuerpo inflamado sin que se dé cuenta?

Conteste «sí» o «no» a las siguientes preguntas:

1. ¿El abdomen amanece plano, pero al finalizar el día aparece una sensación de hinchazón?

2. ¿Se experimenta un cansancio persistente, incluso tras haber dormido entre siete y ocho horas?

3. ¿Existen antojos frecuentes de alimentos dulces o panificados a lo largo del día?

4. ¿Las digestiones suelen ser lentas o aparece una sensación de pesadez tras las comidas?

5. ¿Se percibe hambre de forma casi continua, incluso después de comer?

6. ¿Se presentan cambios de humor o episodios de irritabilidad sin una causa evidente?

7. ¿Ha cambiado el patrón menstrual (más dolor, mayor irregularidad o aumento del sangrado)?

8. ¿Se experimenta rigidez articular por las mañanas o tras estar un tiempo prolongado en reposo?

9. ¿Resulta difícil perder peso, a pesar de mantener una alimentación considerada saludable?

10. ¿Se ha pasado por una cesárea, perimenopausia o menopausia sin realizar ajustes en la alimentación?

11. ¿Cuesta detenerse y se vive con una constante sensación de urgencia o aceleración?

12. ¿Hay presencia habitual de gases o distensión abdominal?

Resultados del test

0-2 respuestas afirmativas:

Se observa una buena sintonía con las necesidades del cuerpo. Aun así, siempre es posible optimizar la estrategia antiinflamatoria y profundizar en el autocuidado.

3-6 respuestas afirmativas:

Existen indicios de inflamación de bajo grado. Es un buen momento para revisar hábitos y comenzar un cambio consciente que devuelva equilibrio a los distintos sistemas del organismo.

7 o más respuestas afirmativas:

Probablemente, la inflamación esté interfiriendo en varios sistemas del cuerpo: digestivo, hormonal, inmunológico... Este libro puede ser una herramienta muy útil para comenzar a revertir ese estado y recuperar la energía y el bienestar.

Este test no sustituye un diagnóstico médico, pero ofrece una brújula corporal para detectar desequilibrios a tiempo. Escuchar estas señales es una forma de autocuidado profundo y responsable. Fuente: elaboración propia.

1.1. Mi historia: de la práctica deportiva a la nutrición antiinflamatoria

Cuando terminé la carrera de Ciencias de la Actividad Física y el Deporte, solo tenía claro que no quería dedicarme al alto rendimiento. Me gustaba más la idea de ayudar a adolescentes o a mujeres a través del movimiento.

Por eso, comencé a trabajar como profesora de Educación Física en un colegio y, a la vez, empecé a entrenar a mujeres, con el único objetivo de que mejoraran la fuerza y se mantuvieran activas. Mientras tanto, yo seguía entrenando y compitiendo con mi equipo de *floorball*.

Pero, después de mi primer embarazo, algo cambió. Me di cuenta de que cinco años de carrera no sirvieron de nada para saber cómo entrenar a una mujer posparto y, sobre todo, cómo recuperar a una posparto que había sufrido una cesárea.

Para poder volver a competir con mi equipo cuanto antes, apliqué todo aquello que había aprendido hasta la fecha, pero aquello no funcionaba. Mi abdomen seguía sin nada de fuerza, el pubis me dolía al correr, notaba presión en el suelo pélvico y, lo que es peor, notaba que ese cuerpo no era mío. No reconocía esa falta de coordinación y fuerza en mi cuerpo y no tenía ni idea de por qué no mejoraba cada día.

Es más, el entrenamiento que estaba haciendo me provocó una mayor diástasis abdominal de la que ya tenía como consecuencia del embarazo. Por tanto, mi inflamación abdominal cada vez era mayor. No tenía una musculatura lo suficientemente fuerte como para controlar las vísceras.

Vamos, que mi faja abdominal no funcionaba en absoluto.

A los cuatro meses de haber dado a luz, yo seguía con el abdomen totalmente inflamado como consecuencia de la diástasis y sin ningún tono muscular.

¡Y llevaba ya dos meses entrenando!

Pero, claro, entrenando muy mal, haciéndolo todo al revés y provocando más lesiones de las que ya tenía.

Recuerdo que, cuando iba en el coche y pasaba sobre un bache, mi tripa botaba sin control. Para una persona deportista como yo, esa sensación me producía impotencia. ¿Cómo era posible que no lograra fortalecer el abdomen? ¿Dónde estaba el truco?

En ese momento, vi claro que tenía que estudiar de nuevo, pero no repasar las asignaturas ya dadas en la universidad, sino que tenía que aprender las nuevas técnicas de entrenamiento que estaban saliendo para recuperar a las postparto: método 5p, hipopresivos, gimnasia abdominal respiratoria, entrenamiento funcional...

Fueron dos meses intensos de formación y de práctica de todos aquellos aprendizajes en mí misma. Así logré volver a la competición a los seis meses de haber dado a luz.

Mi abdomen ya no era una masa blanda, sino que empezaba a notar una capa muscular profunda que tenía fuerza. Ese pequeño detalle ya me permitía girar el carro de la compra en el supermercado sin hacerme daño en la espalda.

A partir de ahí, seguí trabajando en esa línea y pude comprobar cómo aquello funcionaba. No solo recuperaba la fuerza en la capa profunda, sino que mi recto del abdomen (lo que se conoce como «tableta de chocolate») ya dejaba de ser una tableta fundida de chocolate y volvía a ser lo suficientemente fuerte como para no botar en los baches de la carretera.

¡Estaba feliz! Había entendido que el entrenamiento abdominal comienza en la musculatura más profunda y termina en la más superficial. Ese era el camino.

Una musculatura profunda fuerte evita que las vísceras se desplacen hacia delante, lo que disminuye mucho la inflamación abdominal. Por otro lado, reduce considerablemente la diástasis, lo que provoca también menor inflamación.

Así de sencillo: solo había que empezar a entrenar de dentro hacia fuera.

Pero, como se puede suponer, no todo es entrenamiento. La alimentación tiene un grandísimo impacto en nuestra inflamación abdominal.

Cuando eres joven, el cuerpo es agradecido y no suele inflamarse tanto, pero, cuando pasas los cuarenta y tienes ya dos hijos, empiezas a notar que, por mucho que entrenes, tu abdomen cada vez está más inflamado.

Otra vez había algo que se me estaba escapando. Entendía que, después de sufrir dos cesáreas, mi musculatura nunca volvería a ser como la que tenía con veinte años, pero no entendía por qué cada día amanecía con el abdomen desinflamado, pero me iba a la cama como embarazada de cuatro meses.

¿Cuál era el problema ahora?

Otra vez me tocó estudiar. Pero, esta vez, me formé como *coach* nutricional.

Sinceramente, descubrí que la formación que recibí no se alineaba con lo que empezaba a ver en la práctica real. Seguía anclada en conceptos desactualizados, como que la base de la pirámide de nutrición son los cereales, o que el desayuno ideal de los niños es un vaso de leche con cereales.

A poco que había leído sobre el tema, y a poco que había experimentado en mi cuerpo, sabía que ahí no estaba la verdad, así que me formé por mi cuenta leyendo todo lo que me caía en las manos sobre alimentación e inflamación (dejo en la bibliografía algunos de los libros que más me han aportado hasta la fecha). Con ello comprendí que la alimentación actual y el estilo de vida que llevamos es lo que nos inflama. Si cambiamos a una alimentación antiinflamatoria y cambiamos algunos de nuestros hábitos, nuestro abdomen se mantiene plano de la mañana a la noche.

La manera de ayudar a más mujeres con mi mismo problema era haciéndome *coach* nutricional y trabajar con ellas los entrenamientos que había probado ya con mi recuperación, más los cambios de hábitos y alimentación que acababa de aprender.

¡¡Y funcionaba!!

Ocho semanas eran más que suficientes para devolver la fuerza al abdomen y reducir hasta seis centímetros de cintura.

Y, lo mejor de todo, muchos de los dolores que tenían mis alumnas desaparecían.

Recuerdo a una alumna que tenía tal inflamación general que era incapaz de llamar a la puerta con los nudillos por el dolor que le producía. Pero, tras probar la alimentación antiinflamatoria, los dolores desaparecieron.

¿Milagro?

No.

Simplemente, es ciencia.

En 2018 di un paso importante, al fundar **FasciaFit,** un centro de entrenamiento en Pozuelo de Alarcón, donde aplico un enfoque integral, en el que se combinan ejercicios abdominales funcionales, entrenamiento de fuerza, nutrición antiinflamatoria y cambio de hábitos. Posteriormente, creé **AbdomenFit,** un programa *online* que ha guiado a cientos de mujeres en su camino hacia un abdomen más firme, funcional y libre de inflamación. Estas experiencias me han permitido diseñar estrategias prácticas que funcionan en la vida real, para mujeres que, como yo, tienen múltiples responsabilidades y poco tiempo para cuidar de sí mismas.

Actualmente, y tras dos cesáreas, mi abdomen es totalmente competente; es decir, puedo practicar cualquier tipo de ejercicio o deporte sin temor a que mi musculatura no sea capaz de responder.

Sigo compitiendo y, a mis cincuenta años, no tengo ni lesiones ni dolores.

Aclaración: cuando hablamos de una faja abdominal competente, nos referimos a un sistema muscular profundo que funciona correctamente y cumple con su papel principal: sujetar, estabilizar y proteger los órganos internos y la columna vertebral.

La faja abdominal no es un músculo aislado, sino un conjunto de estructuras que trabajan en equipo para crear un cinturón natural de soporte alrededor del centro del cuerpo. Es como un corsé interno que da estabilidad sin rigidez.

Composición de la faja abdominal

Está formada principalmente por:

- Transverso del abdomen: es el músculo más profundo; actúa como una faja natural que rodea el abdomen de forma horizontal.

- Oblicuos internos y externos: permiten la rotación y flexión lateral del tronco.

- Recto abdominal: es el famoso *six-pack* o tableta, visible pero no necesariamente funcional si no está bien coordinado.

- Diafragma: es el techo de la faja, clave en la respiración y en la gestión de presiones internas.

- Suelo pélvico: constituye la base de la faja y sostiene órganos como vejiga, útero e intestino.

- Multífidos y erectores espinales: son los músculos posteriores, que estabilizan la columna.

Ahora que ya conocemos todos estos músculos, ¿cuándo decimos que esa faja es competente?

Una faja abdominal es competente cuando:

- Se activa de forma automática y adecuada en actividades básicas (como toser, estornudar, levantar peso o girar).

- Gestiona bien la presión intraabdominal, lo que evita que las vísceras se proyecten hacia delante o hacia abajo (algo clave para evitar hernias, incontinencia o prolapsos).

- Sujeta sin rigidez: no está constantemente contraída ni completamente relajada, sino que responde de forma adaptativa al movimiento.

- Coordina su acción con la respiración y el suelo pélvico.

- Protege la zona lumbar y permite una buena transferencia de fuerzas entre tren inferior y superior.

Tener una faja abdominal competente se traduce en que:

- Podemos agacharnos, girar, empujar un carro o levantar peso sin notar presión o dolor en el abdomen, la espalda o el suelo pélvico.

- El abdomen no se inflama excesivamente con cualquier comida o actividad.

- No hay sensación de debilidad, flacidez o inestabilidad en la zona media.

- Los ejercicios de fuerza no generan molestia lumbar ni presión pélvica.

Por otro lado, una faja abdominal incompetente puede manifestarse con:

- Inflamación persistente en la zona media, incluso con buena alimentación.

- Sensación de tripita blanda o abdomen abombado, especialmente al final del día.

- Dolor lumbar, presión en el suelo pélvico, incontinencia o escape de gases.

- Dificultad para recuperar el tono tras el embarazo o cesárea.

- Malas compensaciones al entrenar: se usa el cuello, los hombros o la zona lumbar, en lugar del *core*.

Resumiendo, una faja abdominal competente no es tener un abdomen plano ni estético, sino un abdomen funcional, profundo y coordinado con el resto del cuerpo. Es la base de una buena postura, una digestión eficiente, un suelo pélvico sano y una espalda libre de dolor. Y, aunque no siempre se ve, se siente en cada movimiento cotidiano.

1.2. ¿Por qué escribir este libro?

Animo al lector a darse un paseo por cualquier playa y encontrar una mujer de más de cincuenta años con el abdomen plano.

Yo lo he probado y me resulta muy difícil. Puedo estar toda la mañana mirando y encontrar solamente a una mujer.

Lo normal es que las mujeres, a partir de la menopausia, sufran de inflamación abdominal y vean reducidas sus caderas (ya explicaremos más adelante los motivos de esta transformación). Pero la cuestión es: «¿No hay solución a este cambio?».

Es decir, yo soy mujer y me acerco a la menopausia: «Sí o sí, ¿voy a sufrir inflamación abdominal?».

Para resolver esta duda, he escrito este libro.

La idea nació de una necesidad que he observado repetidamente en mi trabajo: la falta de información clara y práctica sobre cómo reducir la inflamación abdominal y dar por hecho que «menopausia» es sinónimo de «hinchazón» me ha animado a dejar claro que todo tiene solución.

Pero hay que tener en cuenta que la solución no es tomarse una pastilla milagrosa o pincharse alguna sustancia médica. No, la solución está en la mano de cada una y es gratis, pero requiere de esfuerzo.

Con las herramientas correctas, la inflamación se puede controlar, y los beneficios van más allá de lo físico: mejora la energía, el estado de ánimo y la confianza. Este libro es mi manera de compartir todo lo que he aprendido en dos décadas de trabajo, no solo como profesional, sino también como mujer que se ha enfrentado a los mismos desafíos.

Quiero que este libro sea más que una guía. Deseo que sea un compañero en el camino hacia un cuerpo más saludable, una mente más tranquila y una vida más plena. Mi objetivo es proporcionar las herramientas necesarias para tomar decisiones conscientes y cuidar de nosotras mismas desde dentro hacia fuera.

Este libro nace desde la experiencia, pero se sustenta en la evidencia. No hay trucos ni fórmulas mágicas: hay conocimiento, práctica y, sobre todo, intención de cuidarse desde la conciencia.

1.3. ¿A quién va dirigido?

Este libro es para aquellas que:

- Sienten que la inflamación abdominal limita su bienestar, su energía o su confianza.
- Quieren aprender a comer de forma saludable, sin caer en dietas restrictivas o complicadas.

- Necesitan ejercicios efectivos, que se adapten a su estilo de vida y no le consuman horas de tiempo.

- Están buscando un enfoque integral donde se combinen cuerpo, mente y alimentación.

Ya sea una profesional con poco tiempo, una madre que cuida de todos menos de sí misma o, simplemente, una mujer que anhela volver a sentirse bien en su cuerpo, este libro está pensado para ella: para ella, que hace malabares entre responsabilidades y que, a menudo, se deja para el final; para ella, que intuye que algo en su cuerpo ha cambiado, pero no sabe por dónde empezar, porque no importa cuánto sepa o cuántas veces lo haya intentado: nunca es tarde para priorizarse. A veces, basta con dar un pequeño paso, el más simple, para iniciar un cambio profundo. Y este libro quiere ser eso: un punto de partida accesible, realista y transformador.

Y no importa si nunca se ha entrenado, si no se identifica con un estilo de vida «saludable» o si hace años que no hace algo solo por ella misma. Tampoco importa si viene de una cesárea y aún no ha recuperado su fuerza, si está atravesando la perimenopausia y su cuerpo parece hablar en otro idioma, o si simplemente está cansada de sentirse hinchada, agotada o desconectada de sí misma sin una causa clara. Aquí no hay exigencias ni moldes que cumplir. Solo propuestas, acompañamiento y herramientas para que empiece a cuidarse desde un nuevo lugar: sin culpa, sin prisas y con el respeto que su cuerpo merece.

1.4. Mensaje final de bienvenida

Las invito a embarcarse en este viaje de transformación. No será un camino perfecto, porque cambiar hábitos nunca lo es, pero les aseguro que cada paso será un avance hacia una vida más sana y equilibrada. Estoy aquí para acompañarlas, motivarlas y guiarlas, porque sé que los resultados valen la pena.

Así que abran este libro, con la certeza de que están tomando una de las mejores decisiones para ustedes mismas. Porque no se trata solo de reducir la inflamación, sino de recuperar su energía, su confianza y el control sobre su bienestar.

¡Bienvenidas a este viaje hacia su mejor versión!

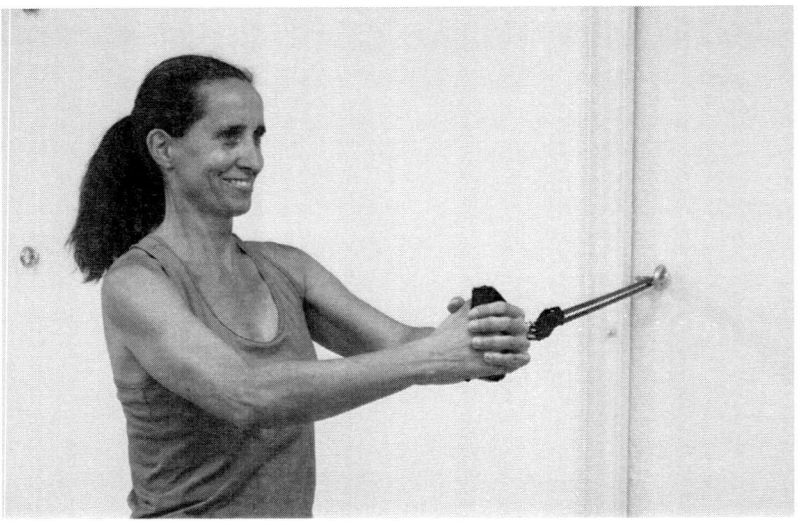

Mitos y verdades sobre la inflamación en mujeres

Mito 1: si estás hinchada, es porque has comido.

Realidad: muchas veces, la inflamación abdominal tiene que ver más con el tipo de alimentos o el nivel de estrés, no con la cantidad. Puedes inflamarte hasta comiendo poco, si lo que comes no es adecuado para ti.

Cuando desmontamos mitos, abrimos espacio para nuevas verdades. Y, a veces, el primer paso para sanar no es comer diferente, sino pensar diferente.

2

ENTENDIENDO LA INFLAMACIÓN

2.1. ¿Qué es la «inflamación»?

La inflamación ha acompañado al ser humano desde sus orígenes y, ya en el siglo IV a. C., Hipócrates —considerado el padre de la medicina— describía en sus escritos fenómenos como el enrojecimiento, el calor o el dolor como respuestas naturales del cuerpo ante las heridas.

En el siglo II d. C., Galeno no utilizó el término moderno de «inflamación», pero sí que describió los signos clínicos de ese concepto como un proceso patológico compuesto por los cuatro signos cardinales: rubor, calor, tumor y dolor.

Su descripción fue un marco de referencia fundamental durante siglos.

En el siglo XVII, el médico inglés Thomas Sydenham lo expresó de forma sencilla pero poderosa: «La inflamación es un esfuerzo de la naturaleza para eliminar las causas de una enfermedad». Y tenía razón.

La inflamación: amiga... o enemiga, según cómo y cuánto dure

La manera sencilla de explicarla es diciendo que es una respuesta fisiológica del cuerpo frente a diversas formas de daño.

Esos daños pueden ser causados por infecciones, lesiones físicas y reacciones a toxinas.

La secuencia sería: el agente externo provoca un daño en nuestros tejidos y el cuerpo responde con calor, enrojecimiento y dolor.

¿Estoy diciendo que la inflamación es esencial para el proceso de curación?

Sí, así es. Sin inflamación, no habría curación.

Las infecciones se propagarían sin control, y las heridas, grandes o pequeñas, no cicatrizarían.

Durante la fase inflamatoria de la curación de heridas, el cuerpo incrementa el flujo sanguíneo al área afectada para transportar células inmunitarias especializadas, nutrientes y oxígeno, lo que es crucial para la eliminación de agentes patógenos y la reparación del tejido dañado. Este proceso también facilita la fase de proliferación, donde se reconstruye el tejido nuevo.

Como ejemplos de inflamación, tenemos la torcedura del tobillo o la picadura de un insecto. El tobillo se inflama para proteger la articulación (si se inflama, duele y, si duele, no lo mueves), y para que el aumento de sangre en la zona ayude a reparar los tejidos dañados. Cuando un insecto te pica, la zona se inflama, pica y se pone roja, porque el cuerpo está luchando contra esa sustancia tóxica que nos ha inyectado el mosquito.

Por tanto, la «inflamación» es un mecanismo de defensa que tiene el cuerpo para reparar la lesión celular.

Pero aquí viene el problema: cuando esa respuesta natural no se apaga a tiempo, deja de protegernos y comienza a dañarnos.

Es como una alarma que no se detiene, aunque ya no haya incendio. Entonces, pasamos de la inflamación aguda —eficiente y resolutiva— a una inflamación crónica: silenciosa, persistente y dañina.

Vamos a ver cada una de estas inflamaciones.

2.2. Inflamación aguda versus inflamación crónica

Por un lado, hemos dicho que la inflamación provoca enrojecimiento, dolor y calor. Esa es la **inflamación aguda.** Se caracteriza por un inicio rápido como respuesta al daño y una duración corta, que puede ir de horas a días (lo que tarda en reparar el daño).

Este tipo de inflamación es resuelta por el sistema inmunológico enviando glóbulos blancos a las áreas afectadas para iniciar el proceso de curación.

Pero, por otro lado, tenemos una inflamación silenciosa, que no sentimos de inmediato, pero que daña los tejidos, acelera el envejecimiento y contribuye al desarrollo de enfermedades como la diabetes. Me estoy refiriendo a la **inflamación crónica.**

La «inflamación crónica» es un proceso inflamatorio de larga duración, pudiendo persistir por meses o incluso años. Esta forma de inflamación puede surgir de una respuesta inflamatoria aguda que no se resuelve, la exposición continua a un agente inflamatorio de bajo nivel o una disfunción en el mecanismo de curación del cuerpo.

A diferencia de la inflamación aguda, la crónica no sirve a un propósito reparador beneficioso; en cambio, puede conducir a la destrucción del tejido y al inicio de varias enfermedades crónicas.

La inflamación crónica es la que tenemos que evitar, porque es la que nos hace enfermar: desde dentro hacia fuera.

Inflamación aguda	Inflamación crónica
Respuesta rápida y localizada	Respuesta prolongada y de bajo nivel
Protege al cuerpo, en casos de lesiones o infecciones	Se activa innecesariamente o no se apaga
Síntomas visibles: hinchazón, enrojecimiento, dolor, etc.	Síntomas menos evidentes, pero dañinos
Ejemplo: un esguince de tobillo	Ejemplo: hinchazón abdominal constante o fatiga

DESCRIPCIÓN DEL PROCESO INFLAMATORIO AGUDO

La «inflamación aguda» es la respuesta inmediata del organismo ante una lesión o infección. Este mecanismo de defensa se inicia con el objetivo de aislar y erradicar el agente causante del daño, limpiar el área afectada de células muertas o dañadas y preparar el tejido para su reparación y curación.

La secuencia de eventos en la inflamación aguda se puede describir en varias fases:

1.º Las células del sistema inmunitario detectan el daño a través de receptores.

2.º Hay una expansión de los vasos sanguíneos (vasodilatación), para permitir un mayor flujo de sangre hacia el tejido dañado, lo que aumenta la temperatura.

3.º Aumenta la permeabilidad de los vasos sanguíneos, lo que facilita el paso de proteínas del plasma y células blancas desde la sangre hacia el tejido lesionado, causando edema o hinchazón.

4.º Las células afectadas comienzan a curarse y la rojez e hinchazón van remitiendo.

Las causas de la inflamación aguda son variadas e incluyen:

- Lesiones físicas, como cortes, golpes o quemaduras, que dañan directamente el tejido.

- Infecciones causadas por bacterias, virus, hongos o parásitos, que invaden el cuerpo y desencadenan una respuesta inmunitaria.

- Reacciones alérgicas, donde el sistema inmunitario reacciona excesivamente ante la presencia de un alérgeno.

- Exposición a toxinas de determinados químicos o radiación.

Como he comentado anteriormente y, aunque pueda parecer contraintuitivo, la inflamación aguda es beneficiosa para la salud y esencial para la curación, ya que es una defensa contra las infecciones y es una limpieza del daño. Al movilizar rápidamente células inmunitarias al sitio de la infección, la inflamación aguda impide la propagación de patógenos. Y, mediante la eliminación de células muertas, prepara el terreno para el proceso de reparación.

Resumiendo, la inflamación aguda es un proceso complejo y coordinado que desempeña un papel crítico en la protección y curación del cuerpo.

¿CÓMO Y POR QUÉ LA INFLAMACIÓN AGUDA PUEDE CONVERTIRSE EN CRÓNICA?

La «inflamación crónica» es una respuesta prolongada del sistema inmunitario que persiste durante semanas, meses o incluso años. Se caracteriza por ser persistente y, a menudo, subyacente. Ocurre cuando el estímulo inflamatorio no se elimina completamente, lo que mantiene activado al sistema inmunitario. Esto genera un estado de inflamación de bajo grado, constante.

La secuencia de eventos en la inflamación crónica se puede describir en varias fases:

1.º Persistencia del estímulo inflamatorio. Puede deberse a infecciones crónicas, exposición continua a agentes irritantes, enfermedades autoinmunes o estilo de vida no saludable (mala alimentación, estrés y sedentarismo).

2.º Reclutamiento continuo de células inmunitarias. Esas células permanecen activas continuamente en el tejido afectado.

3.º Producción de radicales libres y daño oxidativo. Este proceso prolongado daña el tejido y las células sanas. (Descargue el material web de este libro para ver el vídeo donde explico más a fondo el tema de los radicales libres).

4.º Formación de fibrosis y remodelación del tejido. Con el tiempo, la inflamación crónica puede llevar a la formación de tejido cicatricial (fibrosis), lo que dificulta la función normal de los órganos afectados.

Las causas de la inflamación crónica son variadas e incluyen:

- Infecciones crónicas. Algunas bacterias, virus u otros patógenos no son eliminados completamente por el sistema inmunitario.

- Enfermedades autoinmunes. El sistema inmunitario ataca erróneamente los tejidos del propio cuerpo, como sucede en la artritis reumatoide, lupus o enfermedad celíaca.

- Exposición prolongada a irritantes. Sustancias tóxicas como el humo del tabaco, contaminantes ambientales o consumo excesivo de alcohol o drogas pueden provocar inflamación crónica.

- Obesidad y resistencia a la insulina. El tejido adiposo, especialmente en exceso, libera sustancias proinflamatorias.

- Estilo de vida. Dietas ricas en utraprocesados, alto contenido de azúcares refinados y grasas trans, junto con el estrés crónico y la falta de ejercicio, también son factores clave.

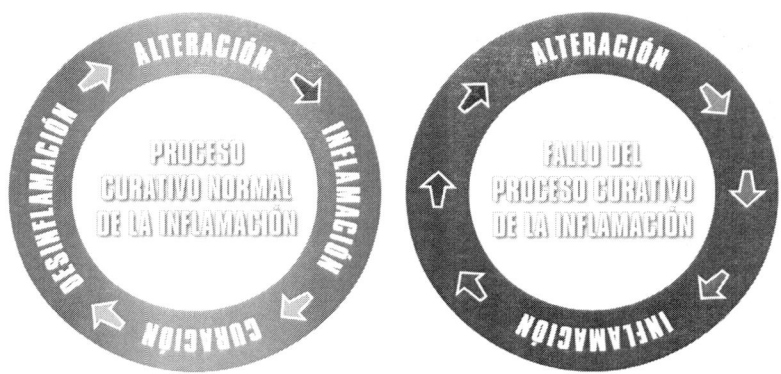

2.3. ¿Por qué es importante desinflamar el abdomen?

Me gustaría aclarar que la inflamación abdominal es solo uno de los síntomas de la inflamación crónica, pero hay muchos otros que, a simple vista, no se ven; por ejemplo, dolor de cabeza frecuente, rigidez y dolor en las articulaciones, niebla mental, cansancio persistente, mal humor continuo, problemas digestivos, cambios en el peso, problemas de piel, niveles elevados de azúcar en sangre y frecuentes infecciones.

Voy a centrarme en la inflamación abdominal, porque es la que se ve, la que le preocupa a la mayoría de las mujeres por su componente estético y porque es donde se albergan órganos vitales como intestino, hígado y páncreas.

Pero, hay que tener en cuenta, que los otros síntomas también nos están indicando que hay una inflamación. El abordaje para reducir cualquier inflamación es el mismo; por ello, en el caso de que el abdomen aparentemente esté bien, pero se sufran otros síntomas inflamatorios, este libro también puede ayudar.

El estado inflamatorio persistente de la inflamación crónica se asocia con una gran variedad de enfermedades crónicas:

- Enfermedades cardiovasculares, como la arterioesclerosis.

- Diabetes de tipo 2, ya que la inflamación puede promover la resistencia a la insulina.

- Cáncer, porque puede causar daño en el ADN y promover el crecimiento de tumores.

- Trastornos neurodegenerativos, como el Alzheimer o el Parkinson.

- Enfermedades metabólicas, como la obesidad y la hipertensión.

Es decir, lo que comenzó como un intento del cuerpo por resolver un problema se convierte en una carga cuando el estímulo persiste. El daño sostenido al tejido y la activación prolongada del sistema inmunitario son perjudiciales, impactando negativamente en la calidad de vida y predisponiendo al desarrollo de múltiples enfermedades. Por ello, es esencial identificar y tratar las causas de la inflamación crónica cuanto antes.

Está claro que la inflamación crónica no aparece de la nada, sino que está vinculada a nuestro estilo de vida; por ello, para ponerle solución, debemos poner en marcha algunos cambios.

Una dieta antiinflamatoria, ejercicio regular, técnicas de manejo del estrés y reducción de la exposición a factores ambientales dañinos son herramientas fundamentales para mitigar sus efectos.

¿Qué sucede en la sociedad actual para que suframos tanta inflamación?

- Basamos nuestra alimentación en comida «no real». Estamos alimentando exclusivamente a las bacterias «malas» del intestino. El desequilibrio en la flora intestinal por un aumento de «bacterias malas» puede provocar una permeabilidad en la pared intestinal, lo que favorece que lleguen al torrente sanguíneo aquellas sustancias tóxicas que no deberían pasar.

- Sufrimos de estrés crónico. Nuestro cuerpo está constantemente en «modo alerta» y responde produciendo más cortisol; una hormona que, en exceso, promueve la inflamación.

- No nos movemos lo suficiente. La falta de movimiento ralentiza el metabolismo y favorece la acumulación de grasa viscera , una gran fuente de inflamación.

- Dormimos mal. El dormir mal interfiere con la reparación celular que se produce por las noches, lo que pone en alerta el sistema inmune y nos inflama.

- Vivimos expuestos a contaminantes. La exposición a contaminantes, pesticidas o productos químicos del día a día despierta a nuestro sistema inmune y nos inflama.

Todos esos malos hábitos que tenemos y que nos producen inflamación aumentan la grasa visceral (la que rodea a los órganos internos), afectando a la digestión, el metabolismo y el equilibrio hormonal.

Tal y como dice el doctor David Perlmutter, cuanto mayor sea la circunferencia de la cintura, mayor es el riesgo de enfermar y morir, pero también mayor es el riesgo de que haya cambios estructurales a nivel cerebral, por esa permeabilidad intestinal que deja pasar sustancias nocivas al torrente sanguíneo.

El mismo doctor Perlmutter le da tanta importancia al equilibrio de la flora intestinal para filtrar esas toxinas que la considera un segundo hígado.

Esto nos deja claro la gran importancia que tiene la alimentación en nuestro proceso de inflamación. A mayor consumo de procesados y azúcares, mayor proliferación de bacterias malas. Eso obligará a nuestro hígado a realizar un mayor esfuerzo de filtro.

Si, por el contrario, llevamos una dieta antiinflamatoria, nuestras bacterias buenas serán predominantes y se reducirá la carga de trabajo del hígado.

Tendemos a pensar que las bacterias que viven en el tracto digestivo son como parásitos que disfrutan de casa y comida gratis, pero, en el caso de las bacterias buenas, no es así. Ellas son las que están a cargo de nuestra salud. Debemos cuidar de ellas, para que ellas cuiden de nosotros.

Otros problemas de la inflamación abdominal son el hígado graso, la resistencia a la insulina, la diabetes de tipo 2 y la falta de autoestima y energía. Sentir hinchazón o pesadez abdominal puede afectar a cómo nos sentimos física y emocionalmente, lo que crea un ciclo de estrés e inflamación.

Viendo que la inflamación crónica solo trae problemas, es hora de ponerle solución y mejorar nuestra calidad de vida. Es hora de aprender a cuidarse, para dejar a un lado las enfermedades, los dolores, las pastillas y los complejos.

Mitos y verdades sobre la inflamación en mujeres

Mito 2: la inflamación es solo cuestión de digestión.

Realidad: puede empezar en el intestino, pero afecta también a las hormonas, al sueño, al ánimo y a la grasa abdominal. Es un problema sistémico.

Cuando desmontamos mitos, abrimos espacio para nuevas verdades. Y, a veces, el primer paso para sanar no es comer diferente, sino pensar diferente.

3

LOS PILARES DE LA DESINFLAMACIÓN

Reducir la inflamación es más sencillo de lo que parece. Solo necesitamos hacer algunos cambios en nuestro estilo de vida. Estos cambios se resumen en:

- Alimentación antiinflamatoria: reemplazar los alimentos procesados y azúcares por alimentos frescos y naturales
- Movimiento diario: caminar más, usar las escaleras, entrenar abdomen, apuntarse al gimnasio, etc.
- Gestión del estrés: equilibrar las emociones y el cuerpo, para reducir ese cortisol que nos inflama tanto.
- Sueño reparador: crear una rutina de sueño, que promueva un descanso profundo y reparador.

Es decir, son cuatro pilares que funcionan como las patas de una silla. Si uno de ellos falla, nuestra silla estará coja y no lograremos nuestro objetivo de desinflamación. Es lo que le sucede a mucha gente que vive el estrés continuo de la ciudad. Piensan que, por llevar una alimentación antiinflamatoria y acudir al gimnasio tres veces por semana, ya es suficiente. Sin embargo, no tienen en cuenta que duermen muy mal, porque sufren mucho estrés en el trabajo, en el atasco de la ciudad y en cumplir con la logística familiar de extraescolares.

Está claro que alguien que come de manera antiinflamatoria y entrena tres veces a la semana va a estar mejor que aquella persona que no se levanta del sofá y come comida procesada, pero no podemos caer en el error de pensar que toda nuestra inflamación se va a solucionar si cuido dos de las cuatro patas de la silla.

Entender la inflamación es el primer paso para tomar el control de nuestro bienestar.

¡El cambio empieza aquí!

3.1. Alimentación antiinflamatoria

Seguro que todo el mundo a estas alturas ha escuchado mucho últimamente lo de la dieta antiinflamatoria. Y es que parece que está de moda.

Pero, no, no es una moda más: es una herramienta poderosa para equilibrar el cuerpo, reducir síntomas y prevenir enfermedades.

3.1.1. ALIMENTOS INFLAMATORIOS: QUÉ EVITAR Y POR QUÉ

No todos los alimentos son iguales. Algunos tienen el potencial de activar procesos inflamatorios en el cuerpo, especialmente cuando se consumen en exceso o de manera habitual. Vamos a ver cuáles son los principales alimentos inflamatorios y por qué debemos evitarlos.

Azúcares y carbohidratos refinados

Ejemplos: azúcar de mesa, refrescos, galletas, pan blanco o pasta blanca.

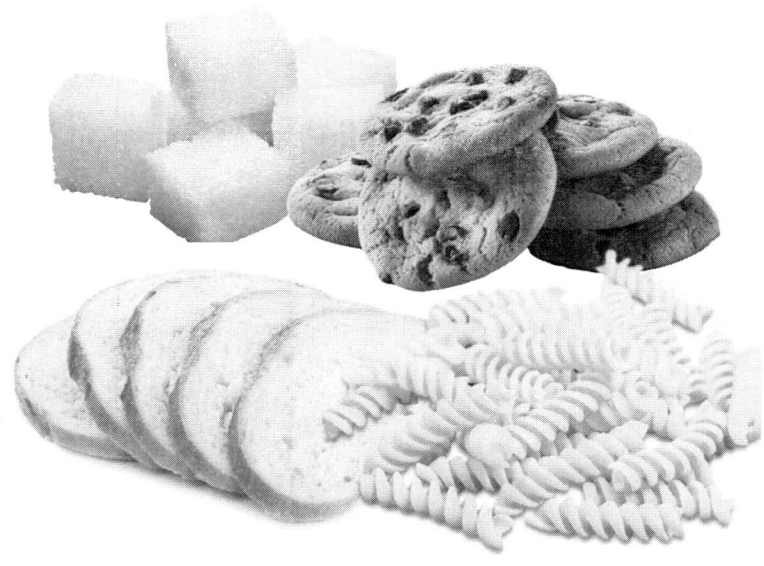

Son inflamatorios, porque causan picos de glucosa en sangre, lo que activa la producción de insulina.

De manera sencilla de explicar, son alimentos con un alto índice glucémico. Eso significa que, cuando lo ingerimos, se convierten rápidamente en glucosa en la sangre. Ante esto, nuestro cuerpo reacciona segregando insulina, para quitar de en medio toda esa glucosa cuanto antes.

Esos picos continuos de glucosa e insulina son los que promueven un estado inflamatorio crónico.

Pero el mal de los azúcares y carbohidratos no termina aquí. Su consumo, como he comentado anteriormente, alimenta a las bacterias dañinas del intestino, lo que desequilibra la microbiota intestinal. Y ese desequilibrio nos inflama.

La opción saludable a estos alimentos son los carbohidratos integrales y el azúcar de la miel o frutos deshidratados.

Grasas trans

Ejemplos: margarinas, bollería industrial, galletas empaquetadas, *snacks* ultraprocesados, comida rápida, palomitas de microondas, cremas vegetales industriales, etc.

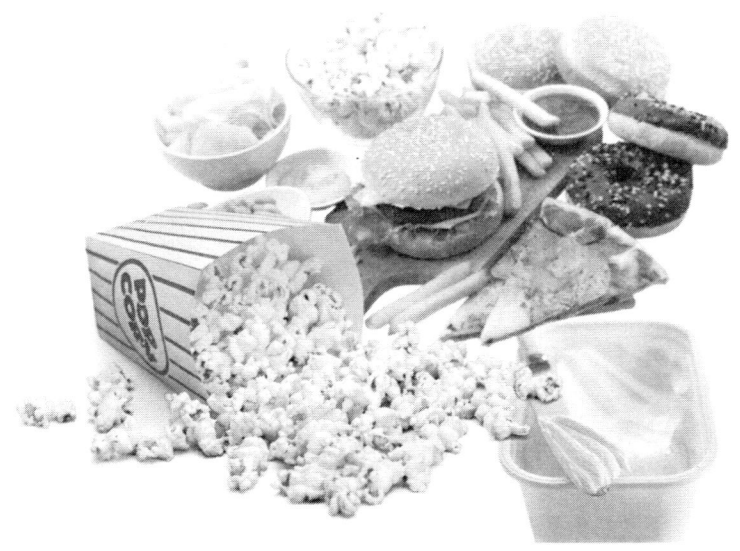

Las grasas trans son unos de los tipos de grasa más inflamatorios que existen, y no lo digo yo: la evidencia científica lo ha demostrado en múltiples estudios, donde se relaciona su consumo con mayor riesgo de enfermedades cardiovasculares, metabólicas y neurodegenerativas.

Pero ¿qué son exactamente?

Las grasas trans son un tipo de grasa artificial, creada al hidrogenar aceites vegetales para que sean más sólidos y tengan más vida útil. Este proceso se llama «hidrogenación» y, por él, se convierte un aceite barato en algo que parece mantequilla…, pero no lo es.

Estas grasas son comunes en alimentos muy manipulados industrialmente porque:

- Conservan bien.
- Son baratas.
- Dan textura crujiente.

Y aquí viene el problema: nuestro cuerpo no reconoce bien estas grasas. No las puede metabolizar fácilmente. Y las acumula, lo que genera inflamación celular porque:

- Aumentan el colesterol LDL (malo) y reducen el HDL (bueno) → esto promueve la inflamación vascular, que es el primer paso para enfermedades cardíacas (ateroesclerosis).

- Afectan a la membrana celular, haciéndola más rígida → lo que altera la comunicación celular y favorece procesos inflamatorios.

- Activan respuestas del sistema inmunológico, que percibe estas grasas como una amenaza → esto genera inflamación de bajo grado mantenida en el tiempo.

- Pueden alterar la microbiota intestinal, favoreciendo la disbiosis y permeabilidad intestinal (lo que también inflama).

La opción saludable a las grasas trans son el aceite de oliva virgen extra, el aguacate y su aceite, los frutos secos y semillas, los pescados grasos (salmón, sardinas, caballa...), la mantequilla de pasto y el aceite de coco; todo ello en cantidades moderadas y según tolerancia.

Hay que tener en cuenta que las grasas saludables son fundamentales en una alimentación antiinflamatoria, ya que ayudan a producir hormonas, absorber vitaminas y reducir la inflamación.

Aceites vegetales refinados

Ejemplos: aceite de girasol, maíz, soja, canola (colza) o algodón.

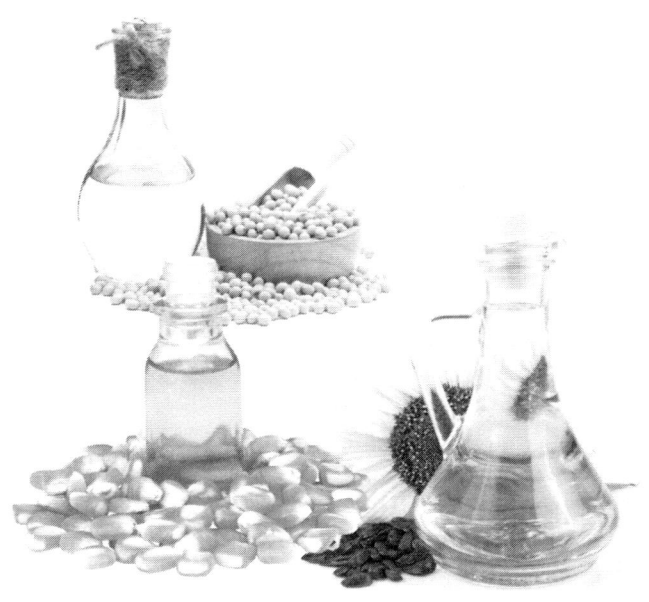

Los aceites vegetales refinados están muy presentes en la alimentación moderna, especialmente en productos ultraprocesados, salsas industriales, bollería, frituras y comidas preparadas.

Aunque su nombre suena saludable por llevar la palabra «vegetal», la realidad es que muchos de estos aceites son altamente procesados y están químicamente modificados, lo que los convierte en inflamatorios.

Estos aceites son ricos en ácidos grasos omega-6, que en sí no son malos —de hecho, nuestro cuerpo los necesita—, pero el problema está en el exceso y el desequilibrio con los omega-3.

Es decir, nuestro cuerpo debería ingerir una proporción omega-6/omega-3 de 2:1 y, sin embargo, la dieta moderna se basa en una proporción de 15:1 o incluso 20:1. Este desequilibrio activa rutas inflamatorias en el organismo.

Y además:

- Durante su refinado industrial, se exponen a altas temperaturas, disolventes químicos y procesos que destruyen sus nutrientes.

- Pueden generar compuestos tóxicos, como aldehídos, que están relacionados con estrés oxidativo e inflamación celular.

- Cuando se usan para freír, se oxidan con facilidad, lo que genera radicales libres, que dañan las células y los tejidos.

Pero, ojo, estos aceites no solo están en la botella que usamos para freír. Están escondidos en productos procesados, como galletas industriales, aperitivos salados, comidas preparadas, salsas comerciales, leches vegetales no ecológicas o margarinas.

La opción saludable son los aceites comentados en el apartado anterior:

- Aceite de oliva virgen extra: rico en polifenoles, antioxidantes y antiinflamatorios por excelencia. Resulta ideal para cocinar en crudo o a baja temperatura.

- Aceite de coco virgen: buena opción para cocinar a alta temperatura, por su estabilidad.

- Mantequilla ecológica de pasto: si hay buena tolerancia, aporta vitamina A y ácidos grasos beneficiosos.

- *Ghee* (mantequilla clarificada): especialmente interesante para digestiones sensibles.

Alimentos ultraprocesados

Ejemplos: patatas fritas de bolsa, *snacks* empaquetados, bollería industrial, cereales azucarados, barritas de desayuno, embutidos industriales o platos precocinados.

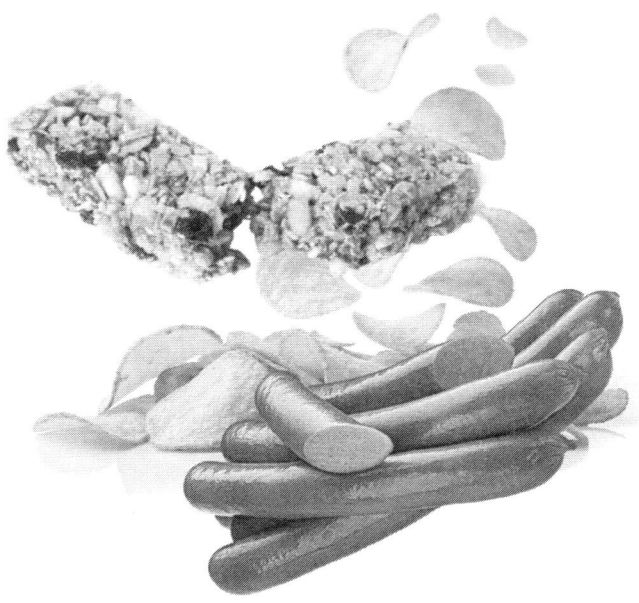

Los alimentos ultraprocesados son productos alimentarios que han sido muy manipulados industrialmente. Contienen una larga lista de ingredientes que no encontraría en su cocina: saborizantes, colorantes, conservantes, emulsionantes, potenciadores del sabor, azúcares añadidos, grasas trans, harinas refinadas y más.

Es decir, tienen todo lo que inflama... y muy poco de lo que nutre.

La inflamación que provocan se debe a que:

- Cargan al hígado: muchos de sus aditivos y conservantes deben ser filtrados por el hígado, que es nuestro principal órgano detoxificador. Cuando lo sobrecargamos, aumenta la inflamación sistémica.

- Favorecen la disbiosis intestinal: al ser pobres en fibra y ricos en azúcares y grasas malas, alteran la microbiota intestinal, lo que promueve la inflamación desde el intestino.

- Promueven el estrés oxidativo: al carecer de antioxidantes naturales y estar expuestos a procesos como el horneado o fritura industrial, generan compuestos proinflamatorios.

- Aumentan la resistencia a la insulina: su combinación de harinas refinadas, azúcares y grasas trans dispara la glucosa y la insulina en sangre.

- Generan hambre emocional: al estar diseñados para ser hiperpalatables, estimulan en exceso los centros de recompensa del cerebro, lo que genera una relación poco consciente con la comida.

Lo mejor para identificarlos es leyendo las etiquetas. Si el producto tiene más de cinco ingredientes, aditivos con letras (E-xxx), ingredientes que no puede pronunciar o azúcar con nombres encubiertos (jarabe de maíz, dextrosa, maltodextrina...), entonces, probablemente sea un ultraprocesado.

Como alternativas saludables, podemos tomar:

- Aperitivos naturales: frutos secos (no fritos), frutas deshidratadas sin azúcar añadida, palitos de zanahoria o pepino con humus.

- Embutidos de calidad: jamón ibérico sin nitritos, cecina o chorizo ecológico procedente de animales alimentados con pasto.

- Cocinar en casa por lotes (*batch cooking*), para evitar la tentación de productos precocinados.

- Productos con ingredientes reales, pocos, reconocibles y sin aditivos artificiales.

Lácteos industriales

Ejemplos: leche de vaca convencional, quesos procesados, yogures azucarados, batidos industriales o postres lácteos de supermercado.

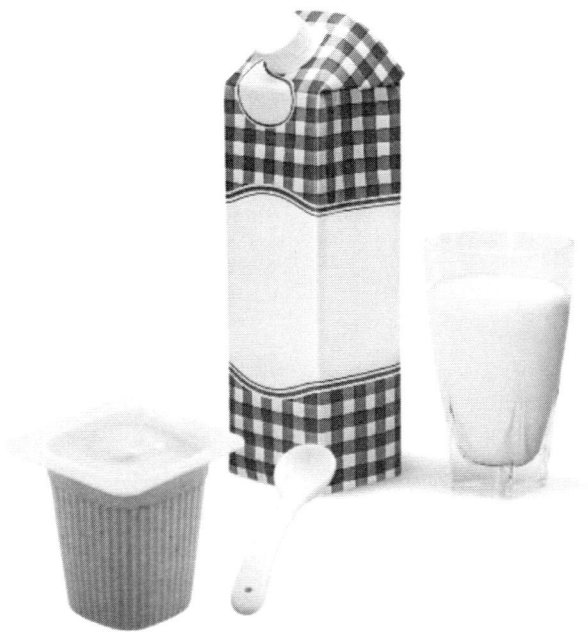

Aunque los lácteos pueden formar parte de una dieta equilibrada en algunas personas, los lácteos industriales suelen estar relacionados con procesos inflamatorios, especialmente cuando se consumen en exceso o no se eligen adecuadamente.

¿Por qué pueden ser inflamatorios?

1. Sensibilidad a la lactosa.

La «lactosa» es el azúcar natural de la leche. Muchas personas (especialmente en la edad adulta) presentan una baja producción de lactasa, la enzima por la que se digiere la lactosa. Cuando esto ocurre:

- La lactosa fermenta en el intestino.
- Se generan gases, hinchazón e inflamación.
- Se altera la microbiota intestinal.

2. Sensibilidad a la caseína A1.

La «caseína» es la principal proteína de la leche. En los lácteos de vaca de producción convencional, predomina la caseína de tipo A1, que puede generar reacciones inmunológicas en personas sensibles:

- Dolor articular
- Congestión nasal
- Alteraciones digestivas
- Cansancio persistente

3. Residuos de antibióticos y hormonas.

En la ganadería industrial, las vacas pueden recibir:

- Antibióticos (para prevenir o tratar infecciones)
- Hormonas (para aumentar la producción de leche)

Estos residuos pueden alterar la microbiota e interferir con el equilibrio hormonal humano, promoviendo un entorno inflamatorio.

4. Productos muy procesados y azucarados.

Muchos productos lácteos industriales (yogures de sabores, batidos, quesitos, etc.) incluyen:

- Azúcares añadidos
- Aromas artificiales
- Colorantes y espesantes

Todo esto incrementa la carga inflamatoria y disminuye el valor nutricional real del alimento.

Como alternativas saludables, podemos consumir:

- Yogur natural de cabra u oveja: más digestivo y con caseína A2, mejor tolerada.
- Kéfir ecológico: contiene probióticos naturales, que ayudan a equilibrar la microbiota y favorecen la digestión de la lactosa.
- Quesos curados ecológicos de cabra u oveja, sin aditivos.
- Bebidas vegetales sin azúcar ni aditivos, como la de almendra, coco o avellana (¡pero no cualquiera de supermercado!).

Debo dejar claro que no todos los lácteos inflaman, pero sí los industriales de baja calidad, con origen dudoso, aditivos o producción intensiva. Si se decide incluir lácteos en la alimentación, se debe priorizar la calidad y escuchar al cuerpo.

Gluten y harinas refinadas

Ejemplos: pan blanco, pasta convencional, bollería industrial, cereales de desayuno o masas precocinadas.

El «gluten» es una proteína presente en cereales como el trigo, la cebada y el centeno. Aunque no todas las personas reaccionan igual, cada vez hay más evidencia de que el gluten —y, sobre todo, su consumo en forma de harinas refinadas— puede provocar inflamación en personas sensibles, incluso sin celiaquía diagnosticada.

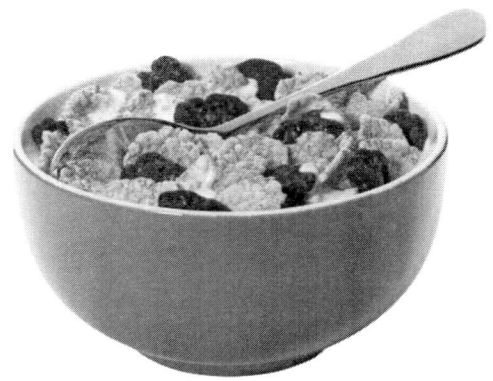

Pero ¿por qué puede ser inflamatorio?

1. Deterioro de la barrera intestinal.

En personas con sensibilidad al gluten o permeabilidad intestinal aumentada, el gluten puede:

- Activar el sistema inmunitario

- Generar microinflamación intestinal

- Aumentar la permeabilidad del intestino («intestino permeable»)

Esto permite que pasen al torrente sanguíneo sustancias que no deberían salir del intestino, lo que genera una respuesta inflamatoria crónica de bajo grado.

2. Estímulo del sistema inmune, incluso sin celiaquía. Aunque la celiaquía afecta solo a un porcentaje pequeño de la población, muchas personas no celíacas reportan síntomas digestivos, cutáneos o neurológicos tras consumir gluten. Esto se conoce como «sensibilidad al gluten no celíaca», y también puede promover procesos inflamatorios.

3. Consumo en forma de harinas refinadas.

El problema no es solo el gluten, sino la forma en que se consume:

- En panes ultraprocesados y sin fermentación
- Harinas blancas sin fibra
- Productos que elevan rápidamente la glucosa en sangre

Estas harinas refinadas provocan picos de glucosa e insulina, desequilibran la microbiota y aumentan la inflamación sistémica.

Algunas alternativas saludables pueden ser:

- Pan elaborado con masa madre y fermentación lenta (si se tolera bien el trigo).
- Pan sin gluten de calidad, elaborado con harinas como:
  - Trigo sarraceno
  - Harina de almendras
  - Harina de coco
  - Harina de arroz integral
- Pasta de legumbres (lenteja o garbanzo) o de arroz integral
- Repostería casera sin harinas refinadas ni gluten, con ingredientes reales y nutritivos

Aunque no todas las personas tienen que eliminar el gluten, muchas se benefician de reducirlo, especialmente si sufren hinchazón, fatiga, niebla mental o problemas digestivos recurrentes. Escuche a su cuerpo y valore opciones más nutritivas y antiinflamatorias.

3.1.2. ALIMENTOS DESINFLAMATORIOS: NUESTRO MEJOR ALIADO

Si bien hay alimentos que provocan inflamación, también existen ingredientes naturales que actúan como auténticos moduladores del sistema inmunológico. No solo nutren y aportan energía, sino que protegen nuestras células, equilibran las hormonas y reducen la inflamación silenciosa, que tanto afecta al metabolismo y al bienestar.

Incluir alimentos antiinflamatorios a diario es una de las herramientas más poderosas que tiene para sentirse con más energía, reducir hinchazón, fortalecer el sistema inmune y prevenir enfermedades crónicas.

Veamos cuáles son los grupos más importantes y por qué debería priorizarlos.

Grasas saludables

Ejemplos: aceite de oliva virgen extra, aguacate, frutos secos crudos (nueces o almendras), semillas de chía y lino, mantequilla ecológica o *ghee*.

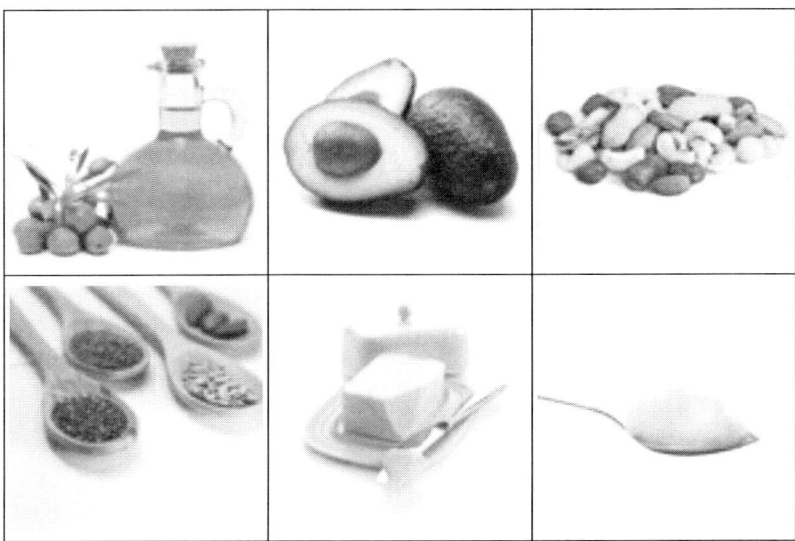

Estas grasas son esenciales para la salud hormonal, la función cerebral y la regeneración celular. Lo más importante es que contienen:

- Omega-3 (especialmente en nueces, chía y lino): con potente efecto antiinflamatorio
- Vitamina E y polifenoles (en el aceite de oliva virgen extra): que actúan como antioxidantes naturales
- Grasas saturadas saludables (como el *ghee* y la mantequilla ecológica): fundamentales para la estructura celular y producción de hormonas, cuando provienen de buena calidad

El equilibrio de grasas buenas ayuda a reducir la inflamación crónica y a mejorar la sensibilidad a la insulina.

Frutas y verduras ricas en antioxidantes

Ejemplos: frutos rojos (arándanos, frambuesas y moras), manzana, pera, espinacas, brócoli, zanahorias, calabaza, cebolla o col rizada (kale).

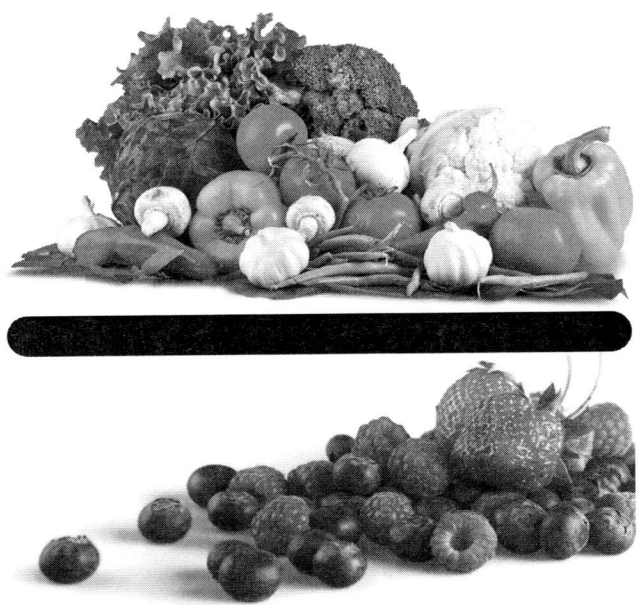

Estas plantas contienen polifenoles, flavonoides y carotenoides, que son sustancias antioxidantes que neutralizan los radicales libres, moléculas que dañan nuestras células y favorecen la inflamación. (Recuerde el vídeo que vimos en el capítulo 2 sobre los radicales.)

También son fuentes de:

- Fibra prebiótica, que alimenta la microbiota intestinal

- Vitaminas antiinflamatorias, como la C, la A y la K

- Minerales como el magnesio, que participa en más de trescientos procesos metabólicos, muchos relacionados con la inflamación

La clave está en variar los colores del plato, ya que cada color vegetal aporta un tipo distinto de antioxidante.

Especias y hierbas medicinales

Ejemplos: cúrcuma, jengibre, canela, orégano, tomillo, romero o albahaca.

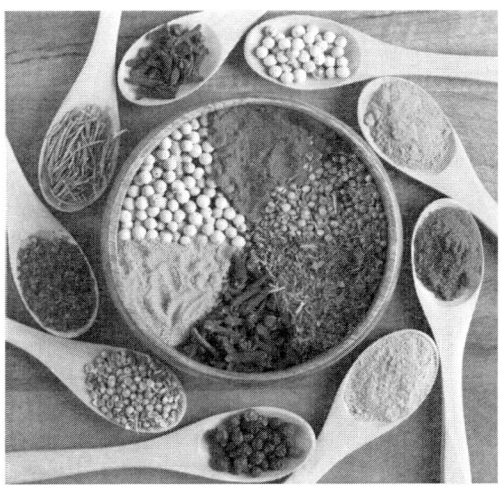

Estas joyas de la cocina no solo dan sabor, sino que son auténticos «remedios naturales», con acción antiinflamatoria comprobada:

- La cúrcuma (con su principio activo, la curcumina) ayuda a bloquear moléculas proinflamatorias.

- El jengibre reduce el dolor muscular y la inflamación digestiva.

- El orégano y el romero son antimicrobianos naturales y ricos en flavonoides.

Lo ideal es incorporarlas a diario en pequeñas dosis: en sopas, salteados, infusiones o como condimentos.

Pescados azules

Ejemplos: salmón salvaje, sardinas, caballa, boquerones o arenque.

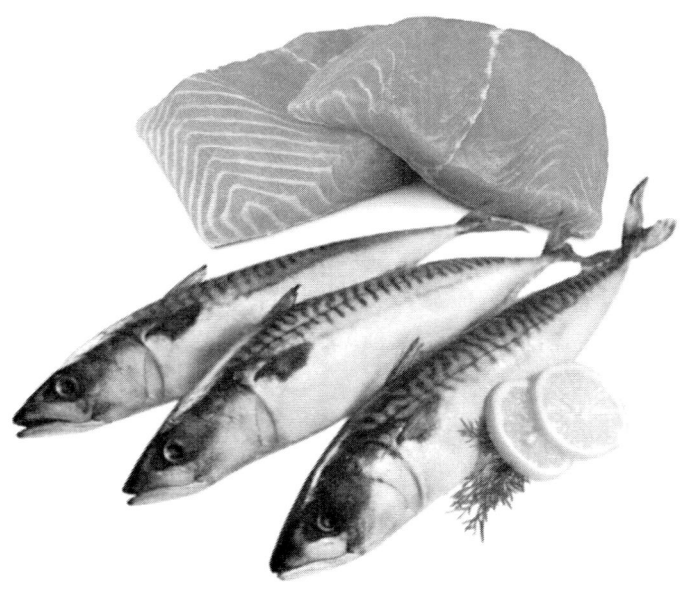

Los ricos en ácidos grasos omega-3:

- Modulan la inflamación celular.
- Mejoran la circulación y salud cardiovascular.
- Protegen la función cerebral.
- Favorecen un perfil hormonal equilibrado.

Dos o tres raciones por semana son suficientes para notar sus efectos.

Té verde y chocolate negro (> 85 %)

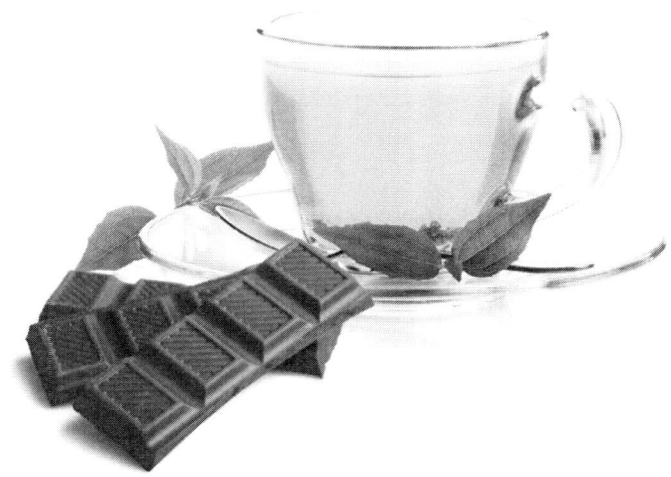

Ambos son fuentes destacadas de antioxidantes naturales que:

- Mejoran la salud vascular.
- Protegen frente al daño celular.
- Ayudan a reducir los niveles de cortisol (el gran proinflamatorio).

El té verde contiene catequinas, que regulan el sistema inmune y reducen la inflamación intestinal. El chocolate negro (> 85 %) es un potente antiinflamatorio natural, siempre que se consuma sin azúcares añadidos ni aditivos.

Un cuadradito de chocolate negro al día o una taza de té verde pueden ser parte de una rutina antiinflamatoria realista.

Claves prácticas para aprovechar el poder antiinflamatorio de los alimentos

- Cocine con aceite de oliva virgen extra en crudo o a baja temperatura.
- Añada frutos rojos al desayuno o a un yogur de cabra/kéfir.
- Incorpore cúrcuma y jengibre en infusiones o platos cocinados.
- Prepare pescado azul al horno, plancha o al vapor, sin rebozar.
- Haga ensaladas con hojas verdes, verduras de colores y semillas.

Los alimentos antiinflamatorios no son una medicina rápida, pero, consumidos de forma constante y consciente, cambian la biología del cuerpo desde dentro, devolviéndole el equilibrio y la vitalidad.

3.1.3. EL IMPACTO DEL ÍNDICE GLUCÉMICO EN LA INFLAMACIÓN

Con el índice glucémico (IG), se mide la velocidad con la que el alimento, que contiene carbohidratos, eleva los niveles de glucosa en sangre tras ser ingerido.

El cuerpo reacciona a esa glucosa liberando insulina por el páncreas.

Es importante comprender que el objetivo del cuerpo es quitar esa glucosa del torrente sanguíneo cuanto antes; por eso, se pone como loco a liberar insulina. Esa insulina se une a la glucosa para llevarla a los diferentes almacenes que tenemos (músculos e hígado), pero, si esas despensas ya están llenas porque no hemos hecho ejercicio ese día o nos hemos pasado con la ingesta de comida, la glucosa hay que convertirla en grasa para almacenarla. No hay otra forma de sacarla del torrente sanguíneo.

Es decir, no se puede eliminar como producto de desecho: o se almacena en las despensas en forma de glucógeno (muscular o hepático), o se almacena en forma de grasa, o se quema haciendo ejercicio.

Y, así, un día tras otro, nuestro almacén de grasa va aumentando al mismo ritmo que nuestros kilos en la báscula.

Los alimentos con un IG alto provocan un aumento rápido y pronunciado de la glucosa, mientras que los alimentos con un IG bajo producen un aumento más lento y sostenido.

El impacto sobre la inflamación es directo por varios motivos:

- Los picos frecuentes de glucosa e insulina contribuyen a procesos inflamatorios en el cuerpo, ya que estamos promoviendo la acumulación de grasa visceral.

- Además, los picos de glucosa generan un exceso de radicales libres que, como ya hemos visto, son moléculas inestables a las que les falta un electrón. Para lograr estabilizarse, roban ese electrón a otras moléculas, causando daño. Si hay demasiados radicales libres, pueden dañar partes importantes de nuestras células. El sistema inmunitario se pone en alerta produciendo inflamación, es decir, enfermedad.

- Y, por último, los alimentos con IG alto, especialmente los azúcares refinados, alimentan las bacterias malas del intestino, lo que puede desequilibrar la microbiota intestinal y provocar inflamación sistémica.

Resumiendo, los alimentos de IG bajo evitan esos picos bruscos de glucosa, ayudando a mantener niveles estables de insulina, lo que reduce la activación de procesos inflamatorios.

También sirven como alimento para las bacterias buenas, lo que favorece una microbiota equilibrada y reduce la inflamación.

Y, por último, mantener los niveles de glucosa estables disminuye la producción de radicales libres, evitando el daño en las células y los tejidos.

Por todo ello, consumir alimentos de bajo IG no solo ayuda a mantener niveles de azúcar en sangre estables, sino que también es una estrategia efectiva para combatir la inflamación crónica. Al priorizar alimentos integrales, ricos en fibra y bajos en azúcares refinados, promovemos un estado antiinflamatorio que beneficia a todo el mundo.

IG bajo < 55 Aumenta lentamente la glucosa en sangre	IG Medio 56-69 Tiene efecto moderado	IG Alto >70 Eleva rápidamente la glucosa en sangre
Espinacas, brócoli o pepino	Boniato (hervido)	Pan blanco y patatas fritas
Garbanzos, lentejas o judías	Arroz basmati (cocido al dente)	Refrescos
Quinoa o avena integral	Calabaza	Dulces o bollería industrial
Manzanas, peras o frutos rojos	Plátano maduro	Zumos de frutas

Los alimentos ultraprocesados suelen tener un IG alto, debido a su contenido de azúcares simples y harinas refinadas. Además, su baja densidad nutricional significa que no aportan fibra, proteínas ni grasas saludables, lo que podría ralentizar la absorción de glucosa.

3.1.4. ESTRATEGIAS PARA MANTENER UN IG BAJO

1. Combinar carbohidratos con proteínas y grasas saludables: comer los carbohidratos con proteínas y grasas ralentiza la digestión, evitando picos de glucosa; por ejemplo, sustituir la tostada de pan blanco con margarina por una tostada de pan de trigo sarraceno con aguacate y salmón ahumado.

2. Elegir carbohidratos complejos y ricos en fibra. La fibra soluble ralentiza la absorción de azúcar en el intestino; por ejemplo, cambiar el arroz blanco por arroz integral o basmati y añadir verduras como brócoli o espinacas.

3. Cocinar y almacenar inteligentemente: cocinar determinados alimentos y dejarlos enfriar puede reducir su IG; por ejemplo, el arroz integral o las patatas hervidas, enfriadas en la nevera y luego consumidas, desarrollan almidón resistente, que es más lento de digerir y más beneficioso para la microbiota.

4. Evitar las bebidas azucaradas: los refrescos y los zumos de frutas comerciales tienen un IG muy alto. Se ha de optar por agua, infusiones o té sin azúcar.

Controlar el índice glucémico de los alimentos es una herramienta sencilla pero poderosa para combatir la inflamación. No se trata de eliminar carbohidratos, sino de elegir aquellos que nutran su cuerpo sin alterar los niveles de glucosa en sangre. Con ello, reducimos la inflamación crónica, mejoramos la salud metabólica, aumentamos la energía y controlamos el peso.

3.2. Ejercicio físico y salud abdominal

El abdomen no solo es el centro físico del cuerpo, sino que también es el núcleo que conecta estabilidad, fuerza y movimiento.

Cuando sufrimos una cesárea o tenemos un abdomen muy debilitado e intentamos girar el carro de la compra en el supermercado, nos daremos cuenta de que nos cuesta demasiado.

Eso es debido a que el abdomen es un centro que distribuye las fuerzas que vienen tanto de los brazos como de las piernas. Si la musculatura abdominal está debilitada, la fuerza que viene de los brazos para intentar girar ese carro no llega a transmitirse a las piernas. Es como si las extremidades superiores estuvieran desconectadas de las inferiores; por tanto, estaremos intentando girar el carro únicamente con la fuerza de los brazos.

El esfuerzo es tan grande en este caso que podemos llegar a hacernos daño en la espalda.

Sin embargo, si nuestra musculatura abdominal está fuerte y es competente, la fuerza que viene de los brazos se transmite hasta nuestras piernas a través de ese abdomen, lo que hace que el carro nos pese menos porque todo nuestro cuerpo está trabajando en equipo para girarlo.

Tener un abdomen competente significa que los músculos de ese abdomen están coordinados con los músculos de los brazos y las piernas.

Esa coordinación nos viene de serie al nacer, pero la perdemos por sedentarismo, embarazo o inflamación abdominal.

Fíjese en la tripa de un niño cuando se ríe o tose. Su musculatura se recoge en cada carcajada o cada tos; es decir, los músculos sujetan esas vísceras cuando notan esa presión del diafragma al bajar. Están funcionando como una auténtica faja que gestiona bien las presiones. Ellos son capaces de hacer cualquier esfuerzo con la coordinación de todo el cuerpo (tal y como contaba con el ejemplo del carro de la compra).

Ahora, fíjese en su tripa: tosa un par de veces y mire a ver si la musculatura se recoge para sujetar esas vísceras o si, por el contrario, el abdomen va hacia fuera en cada tos.

Apuesto a que, si está leyendo este libro, es porque su abdomen no es competente y acaba de darse cuenta de ello al ver que sale hacia fuera cuando tose.

Eso significa que cualquier esfuerzo que se hace en el día a día no está bien gestionado y podemos estar provocando lesiones en la espalda o suelo pélvico.

Por ello, un abdomen debilitado provoca dolores de espalda, problemas posturales o problemas de incontinencia urinaria. Además de provocar inflamación abdominal (si no hay un muro que sujete las vísceras en su sitio, estas tenderán a ir hacia delante, por acción de la gravedad, y hacia abajo, por presión del diafragma).

Conociendo ya los problemas de tener un abdomen incompetente, no podemos elegir el primer vídeo de YouTube y empezar a entrenar como locas, ya que el daño que causamos es mayor que el beneficio.

En primer lugar y como punto más importante, debemos conocer cómo se encuentra nuestra musculatura abdominal: una valoración abdominal inicial es imprescindible para saber qué músculos están fallando y qué ejercicios son los más recomendables para recuperarlos.

La palabra «ejercicio» engloba muchísimas formas de moverse y entrenar, pero no todas sirven para trabajar el *core* y lograr esa desinflamación.

Por ello, una vez hecha esa valoración abdominal inicial, ya podemos plantearnos qué tipo de entrenamiento nos va mejor para solucionar el problema.

Podemos dividirlos en tres tipos:

1. Actividad de baja intensidad

Este es el tipo de actividad que hay que realizar **a diario;** por ejemplo, caminar 10 000 pasos al día, aparcar el coche más lejos e ir andando a la oficina, eliminar de nuestra vida los ascensores y las escaleras mecánicas, bajarse del metro/autobús dos paradas antes del destino, etc.

También incluyo aquí los paseos en bici, las clases de yoga o los ejercicios de movilidad; es decir, todo aquel ejercicio que nos permita movernos, a la vez que podemos llevar una conversación sin perder el aire al hablar.

2. Actividad de intensidad media. Consiste en entrenar fuerza con nuestro propio cuerpo o pesas pequeñas y entrenar el abdomen. Somos capaces de llevar una conversación, aunque con la voz un poco entrecortada por esa pequeña fatiga.

Este es el tipo de entrenamiento que vamos a utilizar para trabajar el abdomen. Lo veremos en el siguiente punto.

3. Actividad de intensidad alta

Incluya la carrera haciendo *sprints* o el entrenamiento de fuerza con mucho peso. No nos permite hablar a la vez que nos movemos, porque notamos que nos falta el aire.

Siendo posparto o sufriendo de inflamación abdominal, el entrenamiento de *sprints* o el esfuerzo de levantar mucho peso no es lo mejor para nuestro suelo pélvico.

Recuerden: mientras el abdomen no sea competente, la gestión de fuerzas no funciona y podemos dañar espalda y suelo pélvico.

Por eso, yo no recomiendo este tipo de actividad física hasta no haber recuperado el tono y la sinergia de nuestros músculos abdominales. Es más recomendable centrarse en los ejercicios de intensidad media y baja durante una temporada.

Es mucho mejor hacer las cosas despacio, para asegurarnos de avanzar en todo momento y no tener retrocesos.

Efectivamente, el entrenamiento de fuerza es el más efectivo para quemar grasa y, por tanto, para reducir nuestro perímetro abdominal, pero, si no tenemos en cuenta nuestro suelo pélvico, un prolapso, una hernia o la incontinencia urinaria nos va a parar en seco las intenciones que tenemos de mejora. Los resultados llegarán si somos pacientes y dejamos a un lado las prisas.

Aclaro que no estoy diciendo que no se pueda volver a correr o a hacer *crossfit* por el hecho de ser mujer porque, si no, se acabaría con las pérdidas de orina.

No, no es eso.

Estoy diciendo que, para poder correr de nuevo o entrenar fuerza, se debe recuperar primero el abdomen para no lesionarnos.

Imaginemos a un atleta que se hace un esguince. A nadie se le ocurre pensar que tiene que abandonar el deporte y dedicarse a hacer puzles.

Un poco de reposo activo y ejercicios específicos para recuperarse de la lesión y volverá a los entrenamientos con total normalidad.

Pues, en este caso, es igual. Pensemos que nuestro abdomen está lesionado y hay que rehabilitarlo y dejemos de pensar de una vez que las mujeres no pueden correr o levantar grandes pesos, porque acabarán con incontinencia urinaria.

3.2.1. RUTINAS ESPECÍFICAS PARA FORTALECER EL *CORE* (ACTIVIDAD DE INTENSIDAD MEDIA)

En los últimos años, hemos normalizado el ejercicio como una herramienta para compensar excesos alimentarios. Es una especie de castigo por haber hecho las cosas mal:

Que me bebo un refresco, me voy a dar un paseo para quemar las calorías extra.

Que me he pedido un postre en la comida, me voy al gimnasio por la tarde a pagar por mi error.

De esta manera, es imposible motivarnos para movernos más. Por eso, el principal objetivo es cambiar ese punto de vista y ver el ejercicio como la medicina diaria que nos mantiene sanos y no como un castigo.

Una vez que ya tenemos eso claro, podemos entender que la rutina específica para fortalecer el abdomen no es un castigo por habernos comido un trozo de bizcocho, sino que es una medicina para nuestro cuerpo, ya que estaremos:

- Aliviando los dolores de espalda
- Reduciendo la inflamación abdominal
- Mejorando la incontinencia urinaria
- Aumentando nuestra fuerza

El *core* es mucho más que la «tableta de chocolate». Incluye los músculos profundos del abdomen (llamado «transverso abdominal»), los oblicuos, el recto del abdomen, la musculatura de la zona lumbar, el suelo pélvico, el diafragma y la parte de la musculatura de las piernas. Su función principal es estabilizar la columna vertebral, sujetar las vísceras y gestionar presiones.

Explico los **cuatro métodos principales** para trabajar el *core* en mujeres, especialmente tras un embarazo, cesárea o periodos de inactividad:

Hipopresivos. Son muy conocidos en los últimos años. Suelen venderse como la «solución mágica» para el abdomen y el suelo pélvico, pero conviene ser realistas.

Puntos fuertes:

- Disminuyen la presión intraabdominal.
- Descongestionan el suelo pélvico.
- Mejoran la postura.

Limitaciones:

- No fortalecen en profundidad ni devuelven la coordinación muscular.
- No activan el transverso abdominal de forma dinámica.

Conclusión: son una buena herramienta de apoyo, pero no deben ser el único método.

Gimnasia abdominal respiratoria (GAR): se trata de un enfoque muy completo y seguro. Consiste en realizar ejercicios globales (brazos, piernas o tronco) sincronizados con la exhalación, de forma que se active el transverso abdominal, sin aumentar la presión en el suelo pélvico.

Beneficios:

- Restaura la función del abdomen de forma coordinada con el resto del cuerpo.
- Fortalece sin riesgo.
- Mejora la respiración, la postura y la conciencia corporal.
- Activa el suelo pélvico de forma indirecta.

Materiales: gomas, pelotas, mancuernas, el propio peso corporal. Lo importante es mantener la exhalación activa y consciente durante el esfuerzo.

Método 5P o *logsurf*. Es una propuesta innovadora y eficaz. Se realiza sobre una superficie inestable (normalmente, un tronco de madera cortado por la mitad) para estimular, de forma refleja, el suelo pélvico y la musculatura profunda.

Ventajas:

- Fortalece el abdomen sin impacto.
- Mejora el equilibrio postural.
- Reactiva el suelo pélvico de forma involuntaria.

Resulta ideal en fases iniciales o como mantenimiento, especialmente en mujeres con diástasis o debilidad de suelo pélvico.

Entrenamiento funcional. Este es el gran aliado para la tercera fase de recuperación abdominal (cuando ya hemos restaurado la función del *core* profundo).

El entrenamiento funcional consiste en movimientos que implican fuerza, equilibrio, coordinación y movilidad, al mismo tiempo.

Pero atención: no se trata de ejercicios de alta intensidad ni de circuitos de *burpees*. Se trata de enseñar al cuerpo a moverse de forma inteligente, integrada y sin dañar el suelo pélvico.

Punto crítico: este tipo de entrenamiento no se recomienda en las fases iniciales de recuperación abdominal (por ejemplo, tras el embarazo o en mujeres con diástasis o debilidad pélvica). Antes, es imprescindible recuperar el tono del transverso abdominal y la coordinación con la respiración.

Cuando ya hay competencia abdominal, el entrenamiento funcional puede:

- Mejorar la composición corporal
- Activar el metabolismo
- Corregir desequilibrios musculares
- Fortalecer todo el sistema lumbopélvico

Tu entrenamiento abdominal debe ser inteligente y progresivo. No se trata de hacer más, sino de hacer mejor.

Comience con ejercicios suaves que restauren la función profunda (GAR, hipopresivos o 5P) y, cuando esté lista, avance hacia un entrenamiento funcional seguro, eficiente y diseñado para usted.

Nota importante sobre el entrenamiento funcional

Aunque el entrenamiento funcional es una de las mejores herramientas para mejorar la fuerza, quemar grasa y optimizar la composición corporal, en este libro he decidido dejarlo fuera de los planes iniciales.

¿Por qué?

Porque, como ya he explicado, este tipo de entrenamiento está pensado para mujeres que ya han recuperado el tono y la funcionalidad de su abdomen y suelo pélvico. Y la mayoría de las lectoras que llegan hasta aquí aún no están en esa fase:

- Vienen de un periodo de inactividad.

- Han pasado por un embarazo.

- Sufren dolores, fatiga o inflamación.

- O, simplemente, su *core* aún no es competente.

El entrenamiento funcional requiere una base sólida en la activación del transverso abdominal y una buena coordinación con el suelo pélvico. Si se empieza antes de tiempo, puede agravar la inflamación abdominal, aumentar la presión intraabdominal o incluso provocar disfunciones en el suelo pélvico.

Por eso, primero vamos a centrarnos en restaurar, conectar y fortalecer desde la raíz. Cuando el cuerpo esté listo, se podrá avanzar hacia este tipo de entrenamiento con seguridad y eficacia.

Este libro es un punto de partida, no el final del camino.

Fundamentos técnicos de cada método de entrenamiento:

HIPOPRESIVOS	GIMNASIA ABDOMINAL RESPIRATORIA	MÉTODO 5P
Flexión de tobillos y rodillas	Flexión de tobillos y rodillas	Desbloqueo de rodillas encima del tronco de propiocepción
Pelvis neutra	Pelvis neutra	Pelvis neutra
Estiramiento axial (como si creciera)	Estiramiento axial	Estiramiento axial
Elongación cervical (estire el cuello empujando desde la coronilla manteniendo la mirada al frente)	Elongación cervical	Elongación cervical
Activación de cintura escapular (como si quisiera ensanchar los hombros)	Inspiración costal (al inspirar, suben las costillas)	Inspiración costal (al inspirar, suben las costillas)
Apnea espiratoria y apertura costal (al final de la exhalación, cuando no quede aire en los pulmones, se hace una falsa inspiración, lo que provoca que las costillas se abran sin tomar aire)	Activación de la musculatura subumbilical durante la exhalación	En la exhalación, activamos suavemente el transverso (la zona subumbilical)l)

Tipo de entrenamiento que yo recomiendo

Después de más de veinte años de experiencia trabajando con mujeres, tengo muy claro que no existe un único entrenamiento ideal, sino que el mejor es aquel que se adapta al problema concreto de cada mujer y a su momento vital.

Por eso, lo que propongo no es una fórmula cerrada, sino un enfoque personalizado y progresivo, donde se combinan distintas disciplinas, según el punto de partida de cada alumna.

En mis clases grupales, por ejemplo, integro cuatro pilares fundamentales:

- Ejercicios de fuerza global, que activan todo el cuerpo, pero siempre respetando la respiración y sin generar presión intraabdominal.

- Gimnasia abdominal respiratoria, donde usamos la exhalación consciente para trabajar el transverso del abdomen en sinergia con el resto del cuerpo.

- Método 5P o tronco propioceptivo, que ayuda a mejorar la postura, la estabilidad del *core* y la activación refleja del suelo pélvico.

- Y, ocasionalmente, finalizamos con una breve secuencia de hipopresivos, como forma de liberar tensión y reducir la presión en la zona abdominopélvica.

Este enfoque permite fortalecer desde la base, sin poner en riesgo estructuras que, muchas veces, están debilitadas como el suelo pélvico, la faja abdominal o la fascia profunda.

Importante

Cada mujer es distinta y cada cuerpo tiene su historia. Por eso, insisto en que el ejercicio debe adaptarse siempre a las necesidades específicas de cada alumna. En el siguiente apartado (3.2.3), veremos algunos casos especiales y cómo ajustar el entrenamiento en función de cada uno.

3.2.2. EJERCICIOS QUE PROMUEVEN LA MOVILIDAD Y REDUCEN LA INFLAMACIÓN

La «movilidad» es una capacidad esencial para el bienestar físico y desempeña un papel clave en la reducción de la inflamación sistémica y local, especialmente en el área abdominal. Trabajar la movilidad de forma regular no solo mejora la lubricación articular y el rango de movimiento, sino que también optimiza la circulación sanguínea y linfática, favoreciendo la eliminación de toxinas y reduciendo la rigidez muscular.

Además, los ejercicios de movilidad impactan directamente en el sistema nervioso parasimpático, promoviendo la relajación y la reducción del estrés, lo que es crucial para disminuir la inflamación crónica.

Podemos trabajar la movilidad de diferentes maneras, dependiendo del objetivo y de las necesidades individuales. Algunas metodologías más eficaces incluyen:

- Estiramientos dinámicos: movimientos controlados con los que se llevan las articulaciones a través de su rango de movimiento, sin mantener la posición por mucho tiempo.

- Entrenamiento de fuerza con amplitud completa de movimiento: ejercicios con los que se trabajan la musculatura y la movilidad simultáneamente.

- Repetición de un gesto sin carga: ejercicios que refuerzan patrones de movimiento funcionales y alivian tensiones articulares.

Veamos un ejemplo de secuencia de entrenamiento en el siguiente vídeo. Vídeo 3.1

3.2.3. CASOS ESPECIALES: DIÁSTASIS ABDOMINAL, POSCESÁREA Y PROLAPSO

DIÁSTASIS

La diástasis abdominal es la separación de los músculos rectos del abdomen; es decir, la tableta de chocolate se ha abierto por el centro.

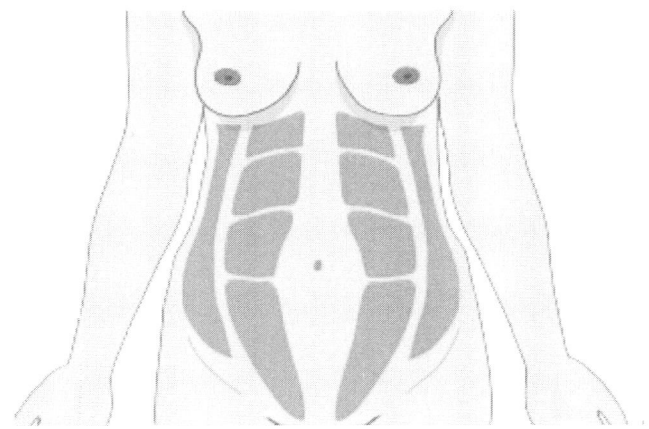

Esta diástasis se produce siempre en los embarazos. Si no fuera así, no habría manera de que el abdomen aumentara su tamaño para dar cabida al feto.

Una vez hemos dado a luz, los músculos van volviendo a su sitio y ese espacio entre ambos se va reduciendo. Pero hay veces en las que la separación no se cierra del todo, quedando una zona en mitad del abdomen por donde pueden aparecer hernias; es decir, es una zona donde puede asomar una víscera, porque no hay ningún músculo que lo evite.

Aquí podemos encontrarnos dos casos:

A. En la valoración vemos que, aparte de esa separación de los rectos, ro hay tono en el músculo transverso; es decir, no notamos un suelo en el abdomen que nos frene los dedos cuando intentamos meterlos.

B. En la valoración, sí que encontramos ese suelo por debajo de los rectos.

El abordaje es diferente ya que, en el caso A, cualquier esfuerzo del día a día (incluso incorporarse del sofá) está fomentando que surja una hernia. En el caso B, tenemos ese músculo transverso que nos sujeta un poco las vísceras cuando me incorporo del sofá, pero puede fallar la coordinación con otros músculos y, sobre todo, la fuerza de los rectos.

Como se puede comprobar, el entrenamiento abdominal no es tan sencillo como hacerse 2 minutos de planchas al día y 100 *crunchs* abdominales. Hay que conocer muy bien qué falla en ese *core* y qué progresión es la adecuada para no provocar lesiones.

Volvamos al caso de la mujer A (los rectos están separados y el transverso no tiene tono): yo comenzaría haciendo un trabajo única y exclusivamente del músculo transverso. El método 5p y la gimnasia abdominal respiratoria sin cargas serían lo ideal. A medida que ese músculo va ganando fuerza, podremos ir adaptando las cargas, las palancas y la complejidad de los movimientos.

Veamos tres ejemplos de ejercicios en el siguiente vídeo.

Vídeo 3.2 3 ejemplos 3 ejercicios

En el caso de la mujer B (los rectos están separados y el transverso sí tiene tono, aunque no sabemos si está coordinado con el resto de los músculos), tendríamos que priorizar devolver la coordinación entre el transverso y el resto de los músculos del cuerpo. Por tanto, los ejercicios que plantearía serían aquellos en los que tenga que mover brazos y piernas, a la vez que ejerzo una fuerza sobre algún material (goma, pelota o pesas). A medida que mejoramos esa coordinación muscular, podremos ir aumentando la palanca de cada movimiento e ir introduciendo aquellos que se centren más en el recto del abdomen.

Veamos tres ejemplos de ejercicios en el siguiente vídeo.

Vídeo 3.3 Ejemplos de tres ejercicios

POSCESÁREA

La «cesárea» ocurre cuando se produce una incisión en la pared abdominal para extraer al bebé.

Obviamente, si hay que llegar hasta el bebé, no es solo un corte en la piel. Es una intervención quirúrgica en toda regla, donde se corta piel, tejido subcutáneo, fascia, peritoneo, útero, saco amniótico y, a veces, tienen que cortar la musculatura abdominal.

Para cerrar el corte, van cosiendo capa por capa de dentro afuera, pero el tejido cicatriza formando grandes adherencias en la zona.

En un cuerpo sano, cada una de esas capas que he nombrado deberían deslizarse suavemente unas sobre otras, pero, tras una cesárea, se forma tal pegote de colágeno en la zona que se unen todas juntas en las llamadas «adherencias».

Es decir, las capas dejan de deslizar las unas sobre las otras y se quedan todas juntas pegadas en ese punto de la incisión.

Puesto que todo nuestro cuerpo está conectado a través de las diferentes fascias, la falta de movilidad del tejido en una zona hace que aparezcan dolores en otras partes del cuerpo.

Eso significa que, si después de una cesárea no me trato la cicatriz, pueden aparecer dolores en la espalda, el hombro, el cuello o cualquier parte del cuerpo.

Aclaro que tratarse la cicatriz no es echarse aceite de rosa mosqueta para que no me quede marca en la piel. Ese tratamiento sirve solo a nivel superficial, pero el daño real es el que se produce a nivel interno, con esa falta de movilidad de las fascias.

La manera de romper esas adherencias del tejido es poniéndose en manos de un fisioterapeuta, para que decida qué técnica es la más apropiada en cada caso.

Yo, por ejemplo, tengo dos cesáreas: la primera me la trataron solo con terapia manual y la segunda fue con radiofrecuencia, ventosas y terapia manual.

Cada cicatriz es un mundo; por tanto, póngase en manos de profesionales, para evitar problemas mayores.

Una vez que ya estamos tratándonos la cicatriz y el médico ha dado el visto bueno a la práctica de ejercicio, es el momento de comenzar la recuperación muscular.

Es importante este punto de esperar a que el médico dé el visto bueno, porque puede ocurrir que nos veamos la cicatriz perfecta, porque ya no tiene puntos, pero no somos conscientes de que, a lo mejor, la capa más profunda aún no ha cicatrizado. Ese tejido más interno puede estar más fresco y, al hacer algún esfuerzo con el entrenamiento, podemos provocar el que se abra.

Hay que ser pacientes y hacer caso a los profesionales.

Muscularmente hablando, en una poscesárea, se ha perdido todo (fuerza y coordinación) en todas las capas musculares del abdomen. Lo que no había sido dañado con el proceso natural del embarazo lo acaba dañando la cesárea.

Los pasos que yo seguiría con el entrenamiento son:

1.º Activación consciente del transverso. Lo normal en este tipo de mujeres es que no sepan dónde está ese músculo. Se han desconectado completamente de él. Por ello, es importante una primera fase para localizarlo y reconectar con él a través del entrenamiento con gimnasia abdominal respiratoria consciente.

2.º Activación consciente, mientras añado movimiento de brazos o piernas sin peso extra. Es una fase en la que ya sé dónde está el músculo y cómo activarlo. Ahora solo queda que se vaya entendiendo con el resto del cuerpo; por ello, comenzamos a mover brazos y piernas, mientras sigo con una activación consciente de él.

3.º Activación consciente con cargas. Por «cargas», entendemos el trabajo con material, ya sea presionándolo, empujando o traccionando de él. Seguimos con esa activación consciente, ya que la fuerza que necesitamos en cada ejercicio es mucho mayor.

4.º Activación inconsciente con y sin cargas. Hemos logrado esa sinergia muscular del abdomen con el resto de los músculos; por ello, ya no necesitamos activarlo de manera consciente. Lo único que nos falta ahora es conseguir más fuerza aumentando la dificultad de los movimientos.

Las técnicas de entrenamiento que utilizaría serían el método 5p y la gimnasia abdominal respiratoria en cada uno de los cuatro pasos.

PROLAPSO

El «prolapso» se produce cuando un órgano desciende desde su posición habitual, debido a la debilidad o fallo de los tejidos que lo sostienen. El síntoma es la sensación de presión o bulto en la zona afectada o molestias para orinar, defecar o durante las relaciones sexuales.

Existen varios tipos de prolapso: uterino, vaginal, rectal, cistocele o enterocele.

Y, dentro de cada uno, hay varios grados: 1 (leve), 2 (moderado), 3 (severo) y 4 (completo).

En los casos de grado 3 y 4, la cirugía es prácticamente la única solución. Pero, en los grados 1 y 2, podemos mejorar el problema a través del entrenamiento.

Como entrenadora, yo abordo este tipo de problemas centrándome en dos puntos:

1.º Analizo qué ha causado ese prolapso: ¿es un abdomen incompetente que está enviando un exceso de presión al suelo pélvico? ¿Es un esfuerzo extremo el que se hizo durante el parto? ¿Es un exceso de entrenamiento de alta intensidad con un abdomen incompetente?

2.º Planteo sesiones de entrenamiento basadas en hipopresivos y en aquellos ejercicios que solucionan la causa que provocó el prolapso.

En la parte de los hipopresivos, funcionan muy bien aquellas posturas que actúan con la gravedad a favor de la apertura costal. Así, entre el efecto de succión que se produce con la apertura costal y la gravedad, la víscera asciende mejor y los resultados se consiguen más rápidos.

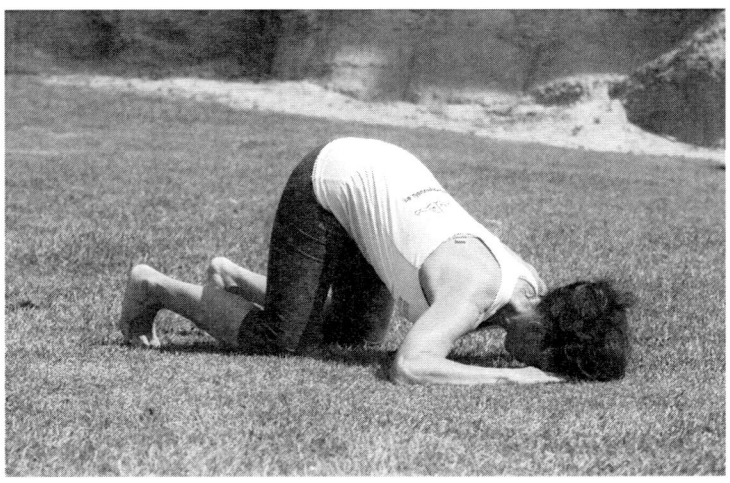

A la par que trabajamos esos hipopresivos, vamos metiendo ejercicios específicos para mejorar el problema abdominal que tenga cada una (ya sea falta de coordinación o falta de fuerza).

Hay que tener mucho cuidado con los ejercicios que se plantean, ya que cualquier exceso de fuerza puede agravar todavía más el prolapso. Por eso, es importante entrenar siempre con especialistas en la materia y no practicar aquello que nos dice la vecina, porque lo que le viene bien a ella puede dañarnos a nosotras.

Debemos buscar la personalización de las rutinas, para asegurarnos una recuperación efectiva y segura.

3.2.4. EJEMPLO DE ENTRENAMIENTO ABDOMINAL PARA CASOS NO ESPECIALES

Aunque el embarazo es una de las principales causas de que nuestro abdomen no vuelva a ser el que era, hay otras causas que nos hacen tener un abdomen inflamado.

Ya sea la falta de actividad física (exceso de sedentarismo) o haber engordado en exceso, hacen que nuestra musculatura abdominal no funcione como debería y, por tanto, no tengamos una faja competente que evite nuestra inflamación.

En ese caso, vamos a ver cómo abordamos el entrenamiento para recuperar la fuerza y coordinación de esos músculos.

Cada profesional trabaja de una manera diferente y todas pueden ser muy válidas si tienen resultados detrás que las avalan. Yo voy a explicar la manera en la que trabajo con mis alumnas, y que he puesto en práctica conmigo misma para llegar a los cincuenta años sin problemas de suelo pélvico o dolor de espalda ni teniendo que dejar a un lado el deporte por la edad y/o sexo.

Mi plan de entrenamiento específico abdominal se divide en cinco fases:

1. Activación consciente de la musculatura profunda: es lo que llaman la «técnica de abrazo al bebé». En cada exhalación, tengo que activar conscientemente la musculatura más profunda del abdomen. Vídeo 3.4

2. Activación consciente y coordinación con brazos y piernas. Sigo con la técnica del abrazo al bebé, pero añado el movimiento de brazos y/o piernas. Vídeo 3.5

3. Activación consciente, coordinación muscular y trabajo con cargas. Seguimos con los movimientos de la fase 2, añadiendo algún material como pelotas, gomas, pared, suelo, aros, etc. Vídeo 3.6

4. Activación inconsciente y coordinación con brazos y piernas. Me centro en el movimiento de brazos y/o piernas sin pensar en el abdomen, porque ya trabaja de manera coordinada con el resto de los músculos del cuerpo.

5. Activación inconsciente, coordinación muscular y trabajo con cargas. Es igual que en la fase 4, pero añadimos materiales y aumentamos las palancas.

Como es de suponer, lo primero que debemos saber es cómo está nuestro abdomen, ya que puedo partir de un abdomen en fase 3 y, así, saltarme los ejercicios de la fase 1 y 2. De esta manera, no perdemos el tiempo y nuestra recuperación es mucho más rápida.

Por eso, siempre digo que el primer paso que debemos dar es hacernos una valoración abdominal.

Dejo aquí dos pruebas muy sencillas que se pueden realizar en casa para saber qué tal tenemos el abdomen. Habría que hacer alguna prueba más, pero, para quedarnos con lo sencillo, explico solo estas dos.

Test de la tos: consiste en colocarse de pie con ambas manos en la parte baja del abdomen; luego, se tose dos veces y se observa si el abdomen va hacia fuera, se mantiene en su sitio o va hacia dentro. Un abdomen que sale puede indicarnos que está en la fase 1 de la recuperación. Por lo menos, nos está diciendo que algo falla. Vídeo 3.7

Test de elevación de piernas: la persona ha de estar tumbada boca arriba, con las piernas flexionadas y ambas manos sobre la parte baja del abdomen. Se levanta, a continuación, un pie del suelo, llevando esa rodilla al pecho. Sin bajar la pierna, se levanta el otro pie, llevando esa rodilla también al pecho. Vídeo 3.8

Al igual que en el test anterior, debemos observar si nuestro abdomen sale, se queda o se recoge al subir la segunda pierna. Un abdomen que sale al subir esa segunda pierna nos indica que algo no funciona como debería.

Alguna se pensaba que entrenar el abdomen era más sencillo que todo esto, pues siento decir que no: que cada abdomen es un mundo y parte de un nivel de incompetencia diferente.

Además, cada abdomen reacciona de una manera distinta. Hay un dicho que dice «el que tuvo retuvo». Este dicho también aplica al entrenamiento abdominal.

Si yo he sido deportista toda mi vida, voy a recuperar mi musculatura abdominal tras un parto mucho más rápido que una persona que nunca ha trabajado esos músculos; del mismo modo que si, durante el embarazo, he hecho entrenamiento específico de abdomen, la recuperación después será muy rápida.

Por eso, no puedo poner aquí ejemplo de recuperación general donde explique qué se trabaja en la semana 1 y qué en la semana 6. Lo ideal es ver en qué fase está el abdomen, proponer los ejercicios para las primeras semanas y volver a valorar al cabo de 10-15 días para hacer reajustes.

Veamos un entrenamiento tipo de un abdomen que está en fase 3: activación consciente, coordinación muscular y trabajo con cargas.

En este caso, vamos a utilizar una pelota como material.

CALENTAMIENTO

- Tumbada boca arriba, con las piernas flexionadas, comienzo a respirar llevando el aire a la parte alta de las costillas. Cogemos el aire por la nariz y lo expulsamos por la boca e intentamos hacer cuatro tiempos inspirando y cuatro tiempos exhalando.

- Seguimos en la misma posición y con la misma respiración, pero, al exhalar, activamos conscientemente la musculatura profunda del abdomen («técnica del abrazo del bebé»). ¡Ojo! No es pegar el ombligo al suelo. Es, simplemente, separar un poco la piel de la goma del pantalón.

ENTRENAMIENTO

- Tumbada boca arriba, con las piernas flexionadas y el balón cogido con ambas manos, estiramos los brazos al techo, separando bien los hombros de las orejas. En la exhalación, activamos la musculatura profunda del abdomen y apretamos el balón con ambas manos.

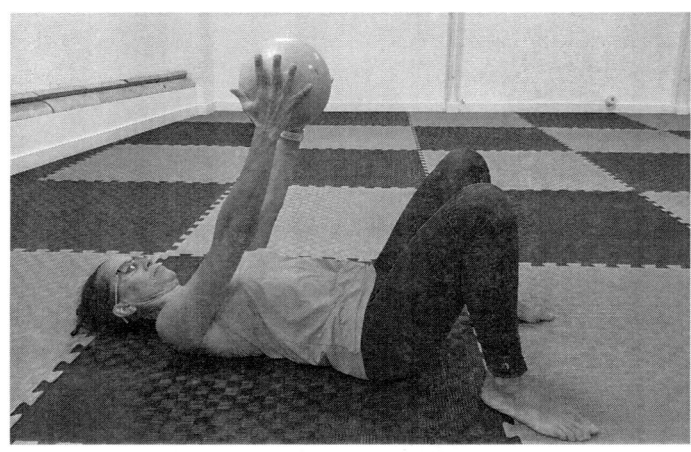

- Tumbada boca arriba, con las piernas flexionadas y el balón debajo del brazo derecho con el codo extendido, en la exhalación, activamos la musculatura profunda del abdomen y presionamos el balón contra el suelo.

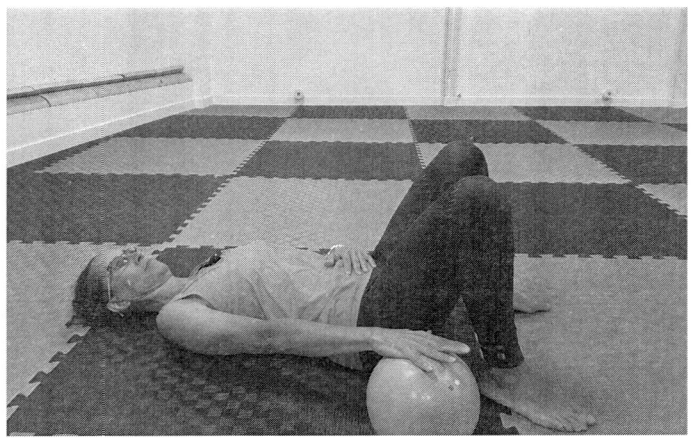

- Hacemos lo mismo con el lado izquierdo.

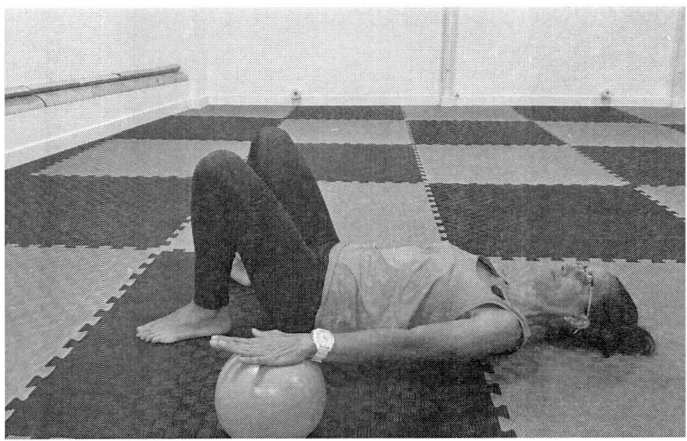

- Tumbada boca arriba, con las piernas flexionadas y el balón sujeto entre ambas rodillas, en la exhalación, activamos la musculatura profunda del abdomen y presionamos el balón con ambas piernas a la vez.

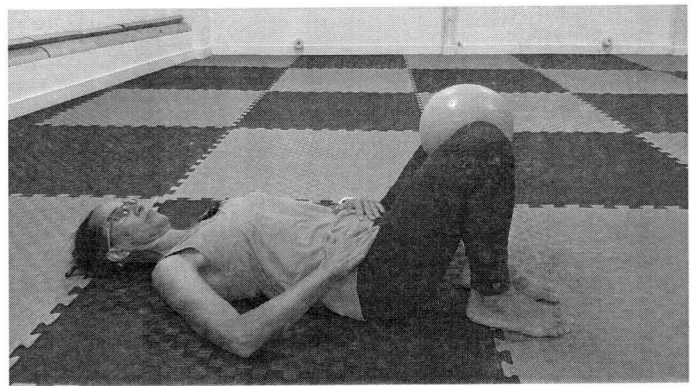

- Es igual que en el ejercicio anterior, pero añado el movimiento de brazos que están en la vertical. En cada exhalación, llevo ambos brazos atrás del todo y los vuelvo a llevar a la vertical.

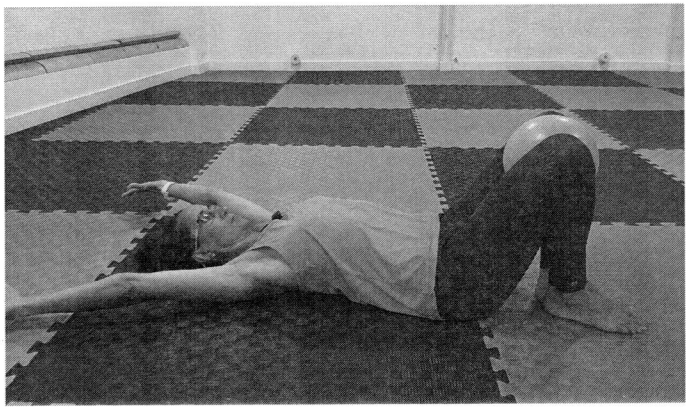

Se realiza cada ejercicio durante dos minutos y se repiten los cinco ejercicios dos veces.

3.3. Gestión integral del estrés

Actualmente, no conozco a ninguna mujer que no viva estresada. En mi entorno, no existe la mujer relajada.

Las obligaciones familiares, los atascos, las extraescolares, los informes que nos pide el jefe, todo lo que queremos hacer cada día aumenta los niveles de cortisol, una hormona que nos provoca inflamación.

Eso significa que, si vivo con estrés, tengo inflamación: así de sencillo.

Puedo estar comiendo los alimentos más antiinflamatorios que hay que, si sometemos al cuerpo a una dosis continua de estrés, estaré saboteando mis intenciones de desinflamarme. Nuestro objetivo, por tanto, será reducir ese cortisol disminuyendo el estrés.

¿Cómo?

Veamos algunas ideas:

- Exponernos a más luz natural por las mañanas: salir al aire libre o trabajar cerca de la ventana ayuda a rendir más y a descansar mejor. Si aprovechamos el descanso del trabajo para dar una vuelta a la manzana, en vez de ir a la cafetería o quedarnos leyendo Instagram, matamos dos pájaros de un tiro: hacemos ejercicio caminando y nuestro cuerpo recibe la luz del sol.

- Por la noche, debemos limitar la exposición a luces artificiales blancas o azules. Si nos mantenemos hasta las 23 horas con luz artificial y blanca, inhibimos la secreción de melatonina y, por tanto, el cuerpo no descansará bien por la noche.

- Se recomienda tomar una ducha media hora antes de dormir o bajar unos grados la temperatura de la habitación. Eso nos ayuda a descansar mejor.

- Hay que intentar mirar los problemas desde lejos. Lo ideal sería plantearse no preocuparse por aquello que no podemos controlar: si tiene solución, ¿por qué preocuparnos? Y, si no la tiene, ¿por qué preocuparnos? Pero reconozco que esto es muy difícil y no todo el mundo logra conseguirlo. Pero sí que podemos preguntarnos: «¿Me quitará este problema el sueño dentro de seis meses?». Si la respuesta es «sí», nos vamos más lejos: ¿y dentro de un año? Si la respuesta es «no», entonces procuro no darle más vueltas a la cabeza porque sé que es algo temporal.

- Organizar la agenda del día siguiente por la noche nos quita una gran preocupación de la cabeza. Sería mejor poner primero aquellas tareas que sepamos que van a costar más esfuerzo y mayor concentración, y dejar para el final las más sencillas o menos importantes.

- Escribir en un cuaderno todo lo que nos ronda la cabeza antes de acostarse ayuda a que el problema se quede en la hoja escrita y salga de la cabeza. Parece una tontería, pero, al dejarlo escrito, paramos de darle vueltas y nuestro cortisol se reduce porque dormimos mejor.

- La meditación, yoga, respiraciones, pintar, escuchar música, tocar un instrumento o estirar antes de dormir ayuda a reducir ese estrés. Se trata de parar el ritmo frenético de todo el día unos minutos para dejar de producir cortisol por un rato.

3.3.1. CÓMO EL ESTRÉS AFECTA A LA INFLAMACIÓN

El «estrés» es una respuesta natural del cuerpo ante situaciones de peligro o demanda. En pequeñas dosis, puede ser útil: nos prepara para actuar. Sin embargo, el estrés crónico, cuando se mantiene activo durante largos periodos, tiene un impacto negativo en nuestra salud, especialmente en los procesos inflamatorios.

Cuando sufrimos estrés, el cuerpo activa el sistema nervioso simpático, aquel que pone en marcha la maquinaria de lucha o huida. Y libera hormonas, como el cortisol y la adrenalina.

Este proceso está diseñado para ser algo temporal; por ejemplo, me sirve para ponerme delante de 1000 personas a dar una charla.

Pero, en situaciones de estrés prolongado, esa activación del sistema nervioso simpático nos perjudica porque:

- El cortisol se mantiene elevado. Aumentan los niveles de glucosa en sangre, disminuye la sensibilidad a la insulina y contribuye al almacenamiento de grasa visceral, una fuente importante de inflamación.

- La respuesta inflamatoria se desequilibra. En lugar de apagarse tras la amenaza, el cuerpo sigue liberando citoquinas proinflamatorias, lo que perpetúa un estado de inflamación crónica.

Volvamos al ejemplo de la charla con 1000 personas. La respuesta normal del cuerpo, una vez que terminamos nuestra exposición, es que notemos una flojera general por esa reducción de la adrenalina y el cortisol. Nuestro miedo ha pasado ya, hemos dado nuestra charla y el cuerpo deja de estar en alerta. Reduce los niveles de producción de esas dos hormonas y notamos cómo nos relajamos.

Sin embargo, si termino mi oratoria y me pongo a pensar en que no llego a recoger a los niños, que tengo que terminar el informe de la semana pasada o que tengo que responder ochenta *e-mails* pendientes, mis niveles de cortisol y adrenalina seguirán a tope y estaré cada vez más cerca de sufrir estrés crónico.

Por tanto, seguiré inflamándome cada día.

Debemos aprender a reducir ese estrés y no normalizarlo. Por mi gimnasio pasan muchas mujeres a diario que vienen a entrenar conmigo un día a la semana. A todas ellas les digo que tienen que sacar tiempo para entrenar por su cuenta en casa un par de días más.

La respuesta de todas ellas es la misma: «No tengo tiempo».

¿Por qué hemos normalizado el no tener tiempo?

No podemos seguir viviendo con estos niveles de estrés, porque nos están enfermando. Es hora de aprender a reducirlos. Y todo parte de hacer una auditoría a tu agenda.

Durante una semana, apuntaremos exactamente las horas que empleamos en cada cosa. Es importante asegurarse de que lo apuntamos todo: no solo las horas que pasamos en la oficina, sino las horas que pasamos en el coche, en Instagram, viendo la tele, cocinando, limpiando, jugando con los niños, leyendo...

¡Todo es todo!

Una vez que tenemos una semana completa, podemos sumar los minutos totales de cada apartado y, con ello, vemos dónde podemos recortar.

Está claro que las horas de oficina no podemos recortarlas si queremos conservar el puesto de trabajo, pero sí podríamos reorganizar la agenda empleando un día para guisar la comida de toda la semana. Mientras tenemos una cosa en el horno, podemos ir preparando otra en la lumbre. Así me ahorro días de cocina y puedo emplear esos minutos libres en algo que me relaje.

No hace falta que diga que pasarme horas al día en Instagram no es una buena opción para reducir el estrés. Lo del *scroll* infinito no ayuda mucho, la verdad.

Por tanto, si podemos reducir esos minutos totales que hemos sumado en Instagram y emplearlos en leer o escuchar música, lo mismo nuestra inflamación nos lo agradece.

3.3.2. TÉCNICAS DE *MINDFULNESS* Y RESPIRACIÓN

El *mindfulness* y las técnicas de respiración son herramientas poderosas para romper el ciclo del estrés. A través de la atención plena y el control de la respiración, es posible activar el sistema nervioso parasimpático, promoviendo la relajación y reduciendo la producción de citoquinas inflamatorias. Por tanto, ambas técnicas nos ayudan a calmar la mente, reducir los niveles de cortisol y equilibrar el sistema nervioso.

¿Qué es el mindfulness?

Es la práctica de estar presente, plenamente consciente del momento actual, sin juzgarlo. No se trata de vaciar la mente ni «detener» los pensamientos, sino aprender a observarlos, sin reaccionar de manera automática o emocional. Esta conciencia plena permite interrumpir los niveles de estrés y desarrollar una relación equilibrada con las emociones y sensaciones físicas.

Beneficios del *mindfulness* para la inflamación

Se ha demostrado que la práctica de *mindfulness* reduce la activación del eje hipotálamo-hipófisis-adrenal, que es el responsable de la respuesta al estrés. Al disminuir la actividad de este eje, se logra una reducción en la liberación de cortisol; una hormona que, como ya he explicado, en exceso, contribuye a la inflamación y el deterioro del sistema inmunológico.

Las investigaciones han identificado múltiples beneficios para la regulación de los procesos inflamatorios:

- Reduce los niveles de citoquinas inflamatorias, lo que contribuye a un estado fisiológico menos inflamado.

- Mejora la percepción del dolor. Al cambiar la relación con el dolor, las personas con enfermedades inflamatorias crónicas (como artritis o enfermedades autoinmunes) pueden reducir la intensidad y el malestar asociado a sus síntomas.

- Favorece la conexión mente-cuerpo. Aumenta la consciencia sobre hábitos que influyen en la inflamación, como la alimentación, el descanso y la actividad física, promoviendo elecciones más saludables.

- Regula la microbiota intestinal. La meditación, como la reducción del estrés, puede impactar positivamente en la composición del microbioma, lo que indirectamente reduce la inflamación sistémica.

Técnicas de respiración para reducir el estrés

La respiración es una herramienta accesible y eficaz, no solo para calmar el sistema nervioso, sino también para activarlo.

Dependiendo del tipo de respiraciones que hagamos, podemos estar despertando el sistema nervioso simpático (el que nos activa) o el parasimpático (el que nos relaja).

En este caso, nuestro objetivo es despertar el parasimpático a través de la estimulación del nervio vago. Para ello, lo más recomendable es practicar respiraciones profundas y conscientes.

1. Respiración diafragmática o abdominal. Activamos el sistema nervioso parasimpático y reducimos la tensión en la zona abdominal. Para realizarla correctamente, debemos sentarnos o tumbarnos en una posición cómoda. Colocamos una mano en el abdomen y otra en el pecho. Inhalamos profundamente por la nariz, llevando el aire hacia el abdomen y exhalamos lentamente por la boca. Repetimos durante cinco minutos.

2. Respiración 4-7-8. Reducimos la ansiedad y mejoramos la calidad del sueño disminuyendo el cortisol. Para practicar-

la, inhalamos por la nariz contando hasta 4. Mantenemos la respiración durante 7 segundos y exhalamos por la boca durante 8 segundos. Repetimos 4-5 veces.

¿Cómo ponemos todo esto en práctica? Vamos a ver un ejemplo de plan diario para manejar el estrés y mejorar el sueño: empezamos el día con cinco minutos de respiraciones.

Salimos a la calle a dar un paseo al aire libre o a hacer algunos ejercicios de movilidad suave en casa.

Antes de comer, dedicamos cinco minutos al *mindfulness*. Así comeremos más despacio y masticaremos más los alimentos.

Durante los picos de mucho estrés en el trabajo, paramos y hacemos cinco minutos de respiraciones.

Y, por la noche, aplicamos la rutina relajante que hayamos creado para nosotras: baño caliente, lectura de libro, apagar dispositivos, nada de luz blanca...

3.4. La importancia del sueño reparador

El «sueño» es un proceso biológico esencial, que va mucho más allá del descanso. Durante la noche, el cuerpo activa mecanismos clave para la reparación celular, la regulación hormonal y la modulación de la inflamación. Sin un sueño adecuado y de calidad, los niveles de inflamación en el organismo pueden aumentar de manera significativa, lo que contribuye a un mayor riesgo de enfermedades metabólicas, cardiovasculares y autoinmunes.

El papel del sueño en la reducción de la inflamación

1. Eliminación de toxinas cerebrales. Durante las fases profundas de sueño, el sistema linfático (equivalente al sistema linfático del cerebro) se activa y elimina toxinas y proteínas acumuladas, asociada a enfermedades neurodegenerativas.

2. Regeneración celular. Se produce la reparación de los tejidos, el crecimiento muscular y la síntesis de proteínas esenciales para el funcionamiento del organismo.

3. Producción de hormonas clave. Durante la noche, la glándula pituitaria libera hormonas, como la hormona del crecimiento y la melatonina, que son fundamentales para la regeneración celular y la modulación del estrés oxidativo.

4. Equilibrio del sistema inmunológico. Un sueño adecuado mantiene en balance la producción de citoquinas proinflamatorias y antiinflamatorias, previniendo una respuesta inflamatoria excesiva.

¿Y qué sucede si tenemos un sueño deficiente?

El sueño inadecuado afecta a la respuesta inflamatoria de diversas maneras:

- Dormir menos de seis horas por noche provoca un aumento de citoquinas inflamatorias y altera la sensibilidad a la insulina, lo que aumenta el riesgo de diabetes del tipo 2 y la acumulación de grasa visceral.

- Un sueño fragmentado, es decir, cuando el sueño se interrumpe constantemente, impide al cuerpo alcanzar las fases profundas necesarias para la reparación celular, lo que se traduce en mayor inflamación.

- Si sufrimos de estrés, se produce una interferencia en la producción de melatonina, la hormona encargada de regular el ciclo del sueño. Cuando los niveles de cortisol están elevados por la noche, se dificulta conciliar el sueño y se altera la arquitectura del descanso nocturno, con todas las consecuencias ya explicadas. Por eso, hemos comentado la importancia de reducir el estrés para poder dormir mejor.

Veamos algunas estrategias para mejorar el sueño:

1. Crear una rutina nocturna. Establecer un ritual relajante a base de leer, meditar o tomar una infusión.

   - Acostarse y despertarse a la misma hora todos los días, incluso los fines de semana.

   - Desarrollar un ritual relajante antes de dormir, como leer, tomar una infusión relajante o practicar *mindfulness*.

   - Evitar revisar el teléfono justo antes de dormir, ya que la luz azul inhibe la producción de melatonina.

2. Evitar estimulantes y mejorar la exposición a la luz.

   - Reducir la cafeína, teína y bebidas energéticas después del mediodía.

   - Regular la luz artificial, exponiéndonos a la luz natural por la mañana para regular el ritmo circadiano, y evitar la luz blanca o azul después del anochecer.

3. Optimizar el entorno de descanso

   - Mantener la habitación oscura utilizando persianas, cortinas opacas o antifaz para dormir.

   - Reducir el ruido usando tapones para los oídos o sonido blanco, si el ambiente es muy ruidoso.

   - Controlar la temperatura manteniendo la habitación fresca (entre 16 y 20 ºC), para favorecer el sueño profundo.

   - Invertir en un colchón y almohada de calidad, para mejorar la comodidad.

4. Incluir técnicas de relajación antes de dormir

   - Respiraciones profundas, tal y como hemos explicado anteriormente.

- Yoga suave o estiramientos, para reducir las tensiones musculares.

- Baño caliente o tibio 90 minutos antes de dormir, para relajar los músculos y favorecer la disminución de la temperatura corporal, lo que facilita el sueño.

El sueño reparador es una de las herramientas más poderosas para combatir la inflamación. Una rutina de sueño adecuada no solo mejora la energía y la concentración, sino que también protege al organismo de enfermedades inflamatorias y metabólicas. Invertir en la calidad del descanso es una estrategia clave para optimizar la salud y el bienestar general.

Mitos y verdades sobre la inflamación en mujeres

Mito 3: hay que hacer cardio para perder grasa abdominal.

Realidad: el cardio excesivo puede elevar el cortisol, lo que dificulta la pérdida de grasa visceral. El entrenamiento de fuerza es más eficaz para regular la inflamación.

Cuando desmontamos mitos, abrimos espacio para nuevas verdades. Y, a veces, el primer paso para sanar no es comer diferente, sino pensar diferente.

4

MENÚS SEMANALES Y PLANES PRÁCTICOS

4.1. Cómo organizarse si se tiene poco tiempo

La alimentación antiinflamatoria no es restrictiva ni complicada; es un enfoque lleno de alimentos deliciosos y nutritivos, donde eliminamos los alimentos que inflaman y abrazamos los que nutren. Solo con eso, ya estamos dando un gran paso hacia un abdomen más firme y una salud integral.

Y, si se tiene poco tiempo, no hay de qué preocuparse, porque comer de manera antiinflamatoria no tiene que ser complicado. Aquí dejo algunas estrategias para organizarse:

1. Planificación semanal. Se dedican 30 minutos a la semana a planificar las comidas y aperitivos de los próximos 7 días. Se diseñan menús basados en alimentos frescos y de temporada: carne, pescados, huevos, frutas y verduras.

2. Con ese menú semanal ya elaborado, se hace la lista de la compra. Así, nos aseguramos de que no se nos cuela en el carro ningún alimento no deseado que pueda inflamarnos.

3. Organizar por lotes. Se cocina de una vez aquello que pueda aguantar varios días en la nevera o que se pueda congelar; por ejemplo, se cocinan varias porciones de verdura, carne o arroz para combinar durante la semana. Yo, por ejemplo, cocino una cacerola grande de pisto y congelo en porciones individuales, para tener para varios días. Un plato de pisto con un huevo frito encima es una excelente opción de cena antiinflamatoria.

4. Simplificar las recetas. No hay que meterse en complicaciones de esferificaciones, espumas o comida desestructurada. Un plato antiinflamatorio es tan simple como un pescado a la plancha y unas verduras salteadas en aceite de oliva.

5. Utilizar aperitivos saludables; por ejemplo, humus con zanahoria o yogur natural con frutos rojos y nueces.

4.2. Menús antiinflamatorios para cada temporada

Hasta ahora, ya deberíamos tener claro que un menú antiinflamatorio es aquel que tiene un índice glucémico bajo y está basado en alimentos frescos y de temporada. Ahora solo nos queda combinar todos esos alimentos para obtener unos menús variados y perfectos para cada época del año.

Antes de ver algún ejemplo, me gustaría aclarar que lo que vemos en los supermercados no suelen ser alimentos de temporada.

En España, donde yo vivo, el pepino es un alimento de la temporada de verano y, sin embargo, lo encontramos todo el año en el súper.

Ese pepino que podemos comprar en pleno mes de febrero, o viene de otro país, o viene de una región lejana a la mía, donde lo han cultivado bajo plástico.

Se dice que los alimentos de temporada y de la zona están mejor adaptados a las necesidades nutricionales de quienes viven allí. En invierno, las verduras de raíz (zanahoria o remolacha) y las coles (brócoli o col rizada) aportan nutrientes que fortalecen el sistema inmunológico. Y, en verano, frutas como la sandía o el melón tienen un alto contenido en agua para ayudar con la hidratación.

Además, el hecho de que hayan crecido bajo los mismos rayos del sol de las personas que viven allí hace que los alimentos locales estén en mejor sintonía con el metabolismo del cuerpo.

Por otro lado, los productos importados suelen ser tratados con conservantes o cosechados antes de su madurez, para que lleguen bien al destino a kilómetros de distancia. Los alimentos locales, en cambio, pueden estar más frescos y menos manipulados químicamente.

Incluso hay una teoría también en la que se plantea que los microorganismos presentes en los alimentos locales pueden reforzar la mircobiota intestinal, lo que ayudaría a la digestión y la inmunidad.

Sí que es verdad que no hay estudios científicos que demuestren que los alimentos expuestos al mismo sol sean más beneficiosos para la salud. Sin embargo, sí que hay evidencia de que los alimentos frescos y de temporada tienen más nutrientes y menos contaminantes.

Por eso, es importante hacer la compra en locales que vendan frutas y verduras de la zona; así nos aseguramos de estar consumiendo aquello propio de la temporada y de nuestra zona.

¿Quiere decir que no podemos comer aquello que no viene de nuestra zona porque nos va a inflamar más?

No, simplemente es importante priorizar los productos frescos, de temporada y menos procesados posible. Si comemos alimentos importados, pero están bien conservados y sin aditivos problemáticos, no necesariamente nos van a inflamar. Comer productos fuera de temporada o importados no es una causa directa de inflamación, pero algunos factores, como conservantes, pesticidas o menor calidad nutricional, pueden influir.

Vamos a ver un ejemplo de menú para cada época del año:

VERANO	Desayuno	Comida	Cena
Lunes	Tostada de trigo sarraceno con aguacate y pavo	Ensalada de quinoa, salmón a la plancha, aguacate y pepino	Crema fría de calabacín, almendras y tortilla de calabacín.
Martes	Batido de leche de coco, frutos rojos y semillas de lino	Gazpacho de tomate, pepino y pimiento y pollo al horno	Berenjena rellena de carne picada, al horno.
Miércoles	Tortilla de champiñones	Ensalada de garbanzos, pimiento, cebolla y caballa	Crema fría de zanahoria y jengibre, hamburguesa casera de merluza.
Jueves	Yogur de coco con nueces y frambuesas	Salmorejo de tomate y almendras y filete de ternera a la plancha	Verduras rehogadas y revuelto de gambas con ajo.
Viernes	5 huevos duros de codorniz, con salmón ahumado	Ensalada de colores: lechugas varias, pimientos de tres colores, tomate, pepino, cebolla y berenjena asada. Merluza a la plancha	Parrillada de espárragos y solomillo de cerdo a la plancha

VERANO	Desayuno	Comida	Cena
Sábado	Tomate picado aliñado, jamón y queso de cabra	Ensalada de arroz integral con pepino, pimiento y tomate y chuletas de cordero al horno	Crema fría de calabacín y manzana y pescado al horno.
Domingo	Huevos revueltos	Ensalada de lechugas, pavo, frambuesa y parmesano	Sopa juliana de verduras y filetes de caballa.

INVIERNO	Desayuno	Comida	Cena
Lunes	Crackers caseras de semillas con jamón y aguacate	Crema de calabaza y pollo al horno, con coles de Bruselas	Sopa de verduras con merluza en papillote
Martes	Compota de manzana y nueces	Lentejas guisadas con zanahoria y puerro, ensalada de rúcula	Crema de champiñones con tortilla francesa
Miércoles	Tortilla de espinacas y queso parmesano	Sopa de cebolla y salmón a la plancha, con brócoli	Puré de calabaza y zanahoria, hamburguesa casera sin pan.
Jueves	Yogur de cabra, con moras y pistachos	Lombarda rehogada y pollo al curri	Alcachofas salteadas con ajo y sardinas en aceite
Viernes	Revuelto de gambas	Verduras a la plancha y filete de ternera	Caldo casero de verduras y salmón al horno.

INVIERNO	Desayuno	Comida	Cena
Sábado	Tostada de trigo sarraceno, con aguacate y jamón	Pollo asado con brócoli	Gambas al ajillo y aguacate aliñado.
Domingo	Huevo duro y salmón ahumado	Salteado de repollo y lubina al horno	Crema de verduras con pescado blanco a la plancha.

Ejemplos de aperitivos

Un puñado de nueces y una onza de chocolate del 85 %

Yogur de coco con semillas de lino y frambuesas

Humus con bastones de pepino y zanahoria

Un puñado de avellanas y una infusión fría o caliente (según época del año) de jengibre y limón

Un batido de leche de almendras, con canela y cúrcuma

Crema de almendras, con una manzana verde troceada

Un puñado de anacardos y chips de coco, sin azúcar

Notas y consejos

- Arroz integral: cocínelo el día anterior y déjelo enfriar en la nevera, para mejorar su perfil antiinflamatorio.
- Legumbres: solo una vez a la semana.
- Pan: siempre de trigo sarraceno.
- Beber agua: mínimo, dos litros entre horas, y reducir el consumo durante las comidas.
- Mastique muy bien los alimentos.

- Añada jengibre, cúrcuma o canela a sus infusiones, para potenciar los efectos antiinflamatorios

- Si necesita endulzar algo, use canela

- Evite comer entre horas por aburrimiento. Asegúrese de que coma con hambre real.

4.3. Preparación anticipada y técnicas de *batch cooking*

Uno de los mayores desafíos, cuando se sigue una alimentación antiinflamatoria, es la falta de tiempo para cocinar comidas saludables y equilibradas a diario. La preparación anticipada y el *batch cooking* («cocinar por lotes») son estrategias efectivas para mantener una dieta antiinflamatoria sin complicaciones. Estas técnicas permiten planificar y organizar las comidas de la semana, organizar el tiempo en la cocina y reducir el estrés asociado a la alimentación.

Beneficios del *batch cooking* en una dieta antiinflamatoria

No solo ahorra tiempo, sino que también contribuye a mantener un sistema digestivo equilibrado, porque sus beneficios incluyen:

- Mejor digestión y menos inflamación. Al planificar las comidas con antelación, evitamos alimentos procesados y de emergencia, que pueden ser irritantes para el intestino.

- Control del índice glucémico. Al tener opciones saludables listas, evitamos picos de glucosa en sangre, que pueden provocar inflamación y molestias digestivas.

- Menos estrés digestivo. Preparar y combinar ingredientes antinflamatorios favorece una digestión más ligera y eficiente.

- Mayor adherencia a la dieta. Tener comidas listas reduce la tentación de consumir alimentos inflamatorios.

Pasos para una preparación anticipada efectiva

Para que el *batch cooking* sea útil y sostenible, es importante seguir una planificación adecuada.

Paso 1: planificar el menú semanal

- Diseñar un menú equilibrado, que incluya proteínas, carbohidratos de bajo índice glucémico y grasas saludables
- Variar los ingredientes y evitar la repetición excesiva de los mismos alimentos durante la semana
- Tener en cuenta que las verduras crudas son mejor opción para desayuno y comidas, mientras que, para las cenas, es mejor las cocidas o guisadas, para facilitar la digestión

Paso 2: hacer una lista de la compra organizada

- Comprar ingredientes frescos y de temporada, para potenciar sus propiedades antiinflamatorias
- Priorizar alimentos ricos en fibra y prebióticos, como verduras, arroz basmati, quinoa y tubérculos cocidos
- Evitar ultraprocesados y azúcares ocultos

Paso 3: cocinar por lotes un día a la semana

Dedicar uno o dos días a la semana para cocinar grandes cantidades de alimentos base, que podamos combinar fácilmente.

Ejemplo de preparación semanal: se cuecen en grandes cantidades carbohidratos de bajo índice glucémico, como arroz integral o basmati, quinoa o boniato. Se enfrían en la nevera antes de consumirlos, para mejorar su efecto probiótico. Se cocinan pollo al horno y pescado en porciones para varios días. Se asan verduras como calabacín, berenjena, pimientos y brócoli para usar en diferentes platos. Se preparan purés o cremas de verduras, que podemos congelar en porciones individuales para sacar a diario. Y se preparan aliños saludables, como vinagreta de cúrcuma y limón o humus de garbanzos.

Paso 4: almacenar y organizar las preparaciones correctamente

Para garantizar la frescura y la seguridad alimentaria, es fundamental almacenar los alimentos de manera adecuada:

- Usar envases de vidrio hermético, para conservar las preparaciones sin riesgo de contaminación por plásticos.

- Separar alimentos por grupos: proteínas, carbohidratos, vegetales y salsas o aliños. Así, podremos combinarlos fácilmente al momento de comer.

- Etiquetar los recipientes con la fecha y preparación para consumir los alimentos dentro de su periodo de frescura.

- Refrigerar o congelar según el tipo de alimento. Las carnes, el pescado y las preparaciones con huevo se han de consumir en dos-tres días o congelar. Las legumbres y los cereales se refrigeran hasta cuatro días o se congelan. Las verduras cocidas se refrigeran hasta cuatro días, para mantener su textura y nutrientes.

Técnicas clave de batch cooking *para una digestión ligera*

Para reducir la inflamación abdominal, es importante no solo qué comemos sino cómo lo preparamos. Para mejorar nuestras digestiones, podemos poner en práctica estos cuatro trucos:

1. Remojo y cocción lenta: se remojan las legumbres y cereales antes de cocinarlos, para reducir los antinutrientes y mejorar la digestión.

2. Enfriamiento de almidones: se cocina arroz, patata o boniato y se dejan enfriar en la nevera, antes de consumirlos. Esto mejora su contenido en almidón resistente, lo que favorece la salud intestinal.

3. Cocciones suaves: se prefiere el vapor, el horno a baja temperatura o la cocción lenta en guisos, para preservar los nutrientes.

4. Evitar combinaciones pesadas: no se deben mezclar demasiadas fuentes de proteína en la misma comida y se han de combinar siempre carbohidratos con grasas saludables, para evitar picos de glucosa.

Ideas para combinaciones rápidas y saludables

El *batch cooking* no solo ahorra tiempo, sino que facilita la creación de platos variados y equilibrados. Algunas combinaciones sencillas incluyen:

- Bol de quinoa con pollo al horno, brócoli asado y aliño de cúrcuma y limón

- Tazón de arroz basmati con salmón a la plancha, espinacas salteadas y humus de garbanzos

- Ensalada de boniato asado con lentejas, rúcula y aderezo de tahini

- Tortilla de verduras con calabacín y berenjena, acompañado de aguacate y pan de trigo sarraceno

Ejemplo de *batch cooking* antiinflamatorio para una semana:

Alimento	Uso en las comidas
Arroz basmati integral	Base para *bowls* y acompañamiento de proteínas
Quinoa	Ensaladas y guarniciones
Boniato asado	Cenas y guarnición
Brócoli al vapor	Salteados y acompañamientos
Zanahorias asadas	Ensaladas o purés
Pollo al horno con especias	Comidas principales

Alimento	Uso en las comidas
Salmón a la plancha	Comidas o cenas
Huevos cocidos	Desayunos y *snacks*
Humus de garbanzos	Untable y acompañamiento
Vinagreta de cúrcuma y limón	Aliños para ensaladas y platos principales

Resumiendo, adoptar el *batch cooking* y la planificación anticipada no solo facilita la adherencia a una alimentación antiinflamatoria, sino que también reduce el estrés y optimiza la digestión. Al organizar las comidas con antelación, evitamos elecciones impulsivas y garantizamos un equilibrio nutricional, que favorece la salud intestinal y metabólica.

Pequeños cambios en la organización pueden marcar una gran diferencia en el bienestar general, de modo que permita disfrutar de una alimentación sana, sin sentir que se requiere un esfuerzo excesivo en el día a día.

Mito 4: Comer saludable requiere mucho tiempo y esfuerzo

Realidad

Una de las barreras más comunes para adoptar una alimentación antiinflamatoria es la creencia de que se necesita tiempo, dinero o habilidades especiales en la cocina. Sin embargo, planificar con antelación simplifica la alimentación saludable y la convierte en un hábito sostenible, incluso para quienes tienen una agenda exigente.

Con una buena organización semanal, se puede cocinar en menos de dos días y dejar listas las bases de múltiples comidas. Además, la alimentación antiinflamatoria no requiere recetas elaboradas, sino ingredientes reales, combinados de forma equilibrada.

No se trata de perfección ni de pasar horas en la cocina. Se trata de conciencia, estrategia y repetición. Una vez se automatiza, comer saludable deja de ser un esfuerzo y se convierte en un estilo de vida que nutre, desinflama y simplifica el día a día.

Cuando desmontamos mitos, abrimos espacio para nuevas verdades. Y, a veces, el primer paso para sanar no es comer diferente, sino pensar diferente.

5

ESTRATEGIAS ESPECÍFICAS PARA MUJERES

5.1. Cambios hormonales y su relación con la inflamación

Las hormonas desempeñan un papel crucial en la regulación del sistema inmunológico y los procesos inflamatorios en el cuerpo femenino. A lo largo de la vida, las mujeres experimentan variaciones hormonales significativas, debido al ciclo menstrual, el embarazo, la menopausia y otros factores, como el uso de anticonceptivos o el estrés crónico. Estos cambios pueden influir directamente en los niveles de inflamación, lo que afecta al bienestar general y la predisposición a determinadas condiciones inflamatorias.

Comprender esta relación le permite actuar de forma proactiva y reducir molestias como hinchazón, dolor, fatiga o aumento de grasa abdominal.

5.1.1. ESTRÓGENOS: DOBLE CARA DE LA INFLAMACIÓN

Los estrógenos tienen una doble función en la inflamación, actuando tanto como agentes antiinflamatorios como proinflamatorios, dependiendo de su concentración y del concepto fisiológico. Veamos ambos:

- Efecto antiinflamatorio: durante la edad fértil, los niveles adecuados de estrógenos ayudan a:

    - Modular la respuesta inmunológica.

    - Reducir la producción de citoquinas inflamatorias.

    - Mejorar la función vascular gracias al óxido nítrico.

- Efecto proinflamatorio: en niveles muy bajos o altos, los estrógenos pueden desencadenar inflamación.

    - En la menopausia (por déficit), aumentan los marcadores inflamatorios.

    - En ciertas fases del ciclo menstrual (como la ovulación), pueden provocar inflamación localizada: dolor pélvico o sensibilidad en las mamas.

En resumen:

Si nuestros estrógenos están equilibrados, sufriremos de menos inflamación. Pero, si nuestros estrógenos están descompensados, aumentamos el riesgo de inflamación.

5.1.2. PROGESTERONA Y SU FUNCIÓN ANTIINFLAMATORIA

La progesterona tiene un papel clave en la regulación del sistema inmunológico femenino y actúa como un modulador de la inflamación:

- Efecto inmunosupresor:

    - En la fase lútea del ciclo menstrual (días 15-28), los niveles de progesterona aumentan y tienen un efecto calmante sobre el sistema inmunológico, reduciendo la inflamación.

- En el embarazo, protege al feto, lo que evita que el sistema inmune lo ataque, de modo que se crea un entorno antiinflamatorio.

- Déficit de progesterona:
  - Si no sube tras la ovulación, predominan los estrógenos.
  - Esto aumenta la inflamación, la retención de líquidos y la sensibilidad premenstrual.

En resumen:

Si la progesterona tiene unos niveles óptimos, se produce un efecto antiinflamatorio. Pero, si la progesterona está baja, nuestra inflamación aumentará; por tanto, notaremos más hinchazón y dolor.

5.1.3. CAMBIOS HORMONALES E INFLAMACIÓN: TRES ETAPAS CLAVE EN LA VIDA DE LA MUJER

A lo largo de su vida, el cuerpo femenino atraviesa distintas fases marcadas por importantes cambios hormonales. Cada una de ellas tiene una relación directa con la inflamación y, por eso, es fundamental abordarlas por separado. Estas tres grandes etapas requieren estrategias distintas, para entender y gestionar la inflamación de forma efectiva.

Etapa menstrual: inflamación cíclica

Como muchas ya hemos notado, hay algunos momentos del mes en los que el cuerpo se siente más pesado, hinchado o sensible. Esta inflamación no es casual: responde a las variaciones hormonales propias del ciclo menstrual, en especial a la acción de los estrógenos, la progesterona y las prostaglandinas.

En el punto 2, profundizaremos en lo que ocurre en cada fase del ciclo, por qué se siente así y qué herramientas puede usar (alimentación, movimiento, descanso, etc.), para aliviar esos síntomas y vivir el ciclo con más equilibrio.

Embarazo y posparto: de la protección a la sobrecarga

Durante el embarazo, el cuerpo reduce su inflamación sistémica en los primeros trimestres, para proteger al feto y facilitar su desarrollo. Sin embargo, en el tercer trimestre, muchas mujeres experimentan hinchazón, sobre todo en pies y piernas. Esto se debe a un aumento natural de la inflamación como preparación para el parto.

Después del nacimiento, se producen cambios hormonales bruscos, que pueden provocar inflamación transitoria, cansancio extremo e incluso alteraciones intestinales.

Todo este proceso lo veremos en profundidad en el punto 3, con consejos específicos para recuperar el equilibrio tras el parto.

Perimenopausia y menopausia: inflamación persistente

Esta es, probablemente, la etapa donde más se intensifica la inflamación en el cuerpo femenino. La bajada de estrógenos, la pérdida de masa muscular y el aumento de grasa visceral favorecen un estado inflamatorio de bajo grado, que se mantiene en el tiempo, si no se gestiona correctamente.

No es casual que muchas mujeres, a partir de los cuarenta y cinco-cincuenta años, noten un abdomen más inflamado, articulaciones más rígidas o más dificultad para perder peso.

Dedicaremos el capítulo 6 entero a comprender en detalle por qué ocurre esto y, sobre todo, cómo puede reducir esta inflamación con estrategias adaptadas a su nueva etapa hormonal.

5.2. Ciclo menstrual y fluctuaciones inflamatorias

Fase	Cambios hormonales	Impacto inflamatorio
Folicular (días 5-14)	Predomina el estrógeno	Generalmente, reduce la inflamación, aunque puede haber hinchazón en algunas mujeres
Ovulación (días 14-16)	Pico de estrógenos, inicio de progesterona	Ligero aumento inflamatorio (prostaglandinas) → dolor pélvico
Lútea (días 15-28)	Alta progesterona	Modula la inflamación, pero, si es baja, → síntomas premenstruales inflamatorios
Menstruación (días 1-5)	Caída brusca de estrógenos y progesterona Aumento de prostaglandinas	Aumento de inflamación localizada, dolor pélvico, hinchazón, fatiga o molestias digestivas

Durante el ciclo menstrual, los niveles de estrógeno y progesterona varían tanto que puede influir en la inflamación de diferentes maneras.

Fase folicular (días 5-14): los niveles de progesterona son bajos y predomina el estrógeno, lo que generalmente reduce la inflamación sistémica. Sin embargo, algunas mujeres pueden experimentar inflamación intestinal o retención de líquidos.

Estrategias para desinflamar durante esta fase:

- Alimentación
  - Priorizar alimentos ricos en omega-3 (salmón, chía, nueces, linaza, etc.)
  - Evitar alimentos ultraprocesados, azúcares y harinas refinadas.

- Hidratación y digestión
  - Beber infusiones antiinflamatorias, con jengibre, cúrcuma y manzanilla
  - Consumir alimentos con magnesio y potasio, como el aguacate, el plátano o las espinacas, para aliviar calambres y favorecer la relajación muscular
- Ejercicio
  - Salimos de una fase de menstruación, donde se ha priorizado el movimiento suave, pero ahora ya podemos aumentar la intensidad del entrenamiento progresivamente.

Escuche a su cuerpo. Si siente que tiene poca energía, priorice la recuperación activa.

Ovulación (días 14-16): puede haber un ligero aumento en la inflamación, debido a la ruptura del folículo ovárico. Se incrementan los niveles de prostaglandinas, que pueden generar dolor o molestia en la parte baja del abdomen. Y comenzamos a producir más progesterona.

Estrategias para desinflamar:

- Alimentación
  - Incluir alimentos ricos en antioxidantes (frutos rojos, cacao puro, té verde, etc.), para contrarrestar la inflamación celular.
  - Favorecer una ingesta adecuada de proteínas y grasas saludables, para equilibrar el metabolismo.
- Hidratación y digestión
  - Aumentar el consumo de agua y electrolitos naturales (agua de coco y caldo de huesos), para reducir la retención de líquidos.
  - Mantener la buena digestión, para evitar hinchazón.

- Ejercicio
  - Es el momento ideal para entrenamientos de fuerza e intensidad, ya que el cuerpo se encuentra en un estado óptimo de rendimiento.
  - Aproveche la energía alta para progresar.

Consejo práctico:

Este es el momento de máximo rendimiento, pero sin descuidar la recuperación posentreno.

Fase lútea (días 15-28): la progesterona alcanza su nivel máximo y modula la respuesta inflamatoria. Este efecto ayuda a equilibrar la acción de los estrógenos y a preparar el endometrio para un posible embarazo. La progesterona favorece una ligera inmunodupresión local, lo que reduce la inflamación, para evitar que el sistema inmune ataque al embrión en caso de implantación.

Estrategias para desinflamar

- Alimentación
  - Priorizar grasas saludables (aceite de oliva virgen extra, frutos secos, pescado azul, etc.), para apoyar la producción de progesterona.
  - Aumentar la ingesta de fibras solubles (verduras y legumbres), para mejorar el tránsito intestinal y evitar la hinchazón.
  - Evitar el abuso de sal y alcohol, ya que favorecen la retención de líquidos y la inflamación.
- Hidratación y digestión
  - Tomar infusiones de hinojo y diente de león, para mejorar la digestión.
  - Consumir alimentos ricos en probióticos (yogur, kéfir o chucrut), para equilibrar la microbiota intestinal.

- Ejercicio

  - Priorizar actividades de bajo impacto: pilates, movilidad, caminatas, etc.

  - Si hay fatiga o dolor, reducir la intensidad.

Consejo práctico: en esta fase, menos es más. Escuche su nivel de energía, antes de exigirle demasiado al cuerpo.

Dato práctico: una buena producción de progesterona en la fase lútea es clave para evitar hinchazón y malestar premenstrual.

Menstruación (días 1 al 5 del ciclo): durante la menstruación, el cuerpo elimina el revestimiento del endometrio que se había preparado para un posible embarazo. Este proceso está mediado por un descenso abrupto de progesterona y estrógenos, así como un aumento de prostaglandinas, unas sustancias que ayudan a contraer el útero para facilitar la expulsión del tejido.

El aumento de prostaglandinas favorece un estado inflamatorio puntual y localizado, especialmente en la zona abdominal y pélvica. Esto puede provocar:

- Dolor menstrual o sensación de «presión» abdominal

- Hinchazón

- Fatiga o dolor de cabeza

- Molestias digestivas, como gases o estreñimiento

Este es un momento delicado a nivel físico y emocional, donde el cuerpo necesita descanso, suavidad y alimentos fáciles de digerir.

Estrategias para desinflamar durante la menstruación

Alimentación

- Elija comidas calientes, suaves y nutritivas (purés de verduras, cremas, sopas o caldos con colágeno).

- Priorice grasas saludables (aceite de oliva virgen extra, aguacate o semillas), que ayuden a equilibrar las prostaglandinas.

- Incluya alimentos ricos en hierro (hígado, legumbres, espinacas o almejas), para compensar posibles pérdidas de sangre.

- Limite los alimentos que favorezcan la retención de líquidos: sal en exceso, embutidos o productos industriales.

Hidratación y digestión

- Tome infusiones antiinflamatorias y digestivas, como manzanilla, jengibre, cúrcuma o canela (tienen, además, efecto analgés co natural).

- Añada un chorrito de limón o vinagre de manzana al agua, para mejorar la digestión.

- Evite bebidas frías o con gas, que puedan irritar el intestino.

Ejercicio

- Durante estos días, no es necesario forzar el cuerpo. Apueste por el movimiento suave:

  – Caminar lento

  – Yoga restaurativo

  – Estiramientos

  – Ejercicios de movilidad articular

- Si hay dolor o mucho cansancio, priorice el descanso activo o incluso el reposo, sin culpa.

No es momento de exigirse más de la cuenta. Es una fase natural de recogimiento y renovación. Escuche a su cuerpo, baje el ritmo y rodéese de calma. Lo que haga hoy en términos de cuidado sentará las bases para un ciclo más equilibrado.

Resumiendo

Aunque la progesterona debería aumentar después de la ovulación, en muchas mujeres, su producción es insuficiente, lo que se conoce como «déficit de progesterona». Cuando los niveles de progesterona no suben lo suficiente o bajan demasiado rápido, pueden aparecer síntomas como retención de líquidos e hinchazón (por desequilibrio con los estrógenos), dolor de cabeza o migrañas (por los cambios bruscos hormonales), síndrome premenstrual intenso (con cambios de humor), ciclo irregular o problemas para quedarse embarazada.

Por tanto, si la progesterona sube adecuadamente en la fase lútea, tiene un efecto antiinflamatorio y ayuda a equilibrar la respuesta inmune.

Pero, si los niveles de progesterona son bajos, hay una mayor inflamación, porque predominan los estrógenos, se activa el sistema inmune, se aumenta la inflamación y dificulta quedarse embarazada.

El ciclo menstrual no solo cambia las hormonas; también influye en la inflamación del cuerpo. Por eso, muchas mujeres experimentan síntomas como:

- Hinchazón
- Retención de líquidos
- Molestias en la barriga
- Dolores musculares
- Cansancio en algunos momentos del mes

La buena noticia es que, si entiende qué sucede en cada fase, puede adaptar su alimentación, hidratación, digestión y ejercicio para minimizar esos síntomas.

5.2.1. ESTRATEGIAS TRANSVERSALES PARA TODO EL CICLO

a. **Sueño reparador:** dormir, al menos, siete-ocho horas por noche favorece la regulación hormonal y reduce la inflamación. Ev te pantallas una hora antes de dormir, para mejorar la producción de melatonina.

b. **Reducir el estrés:** el estrés crónico disminuye la progesterona y puede agravar los síntomas inflamatorios. Técnicas como la meditación, la respiración diafragmática y los baños calientes ayudan a relajar el sistema nervioso.

5.2.2. RESUMEN VISUAL ANTIINFLAMATORIO PARA CADA FASE DEL CICLO

Fase	Qué hacer para desinflamar	Qué evitar
Folicular	Omega-3, infusiones o movilidad suave	Ultraprocesados y harina
Ovulación	Antioxidantes, proteínas y fuerza	Deshidratación, saltarse comidas o falta de descanso
Lútea	Grasas saludables, probióticos y actividad suave	Sal en exceso, alcohol o sobreentreno
Menstruación	Purés/cremas, grasas saludables y hierro	Embutidos y procesados
Todo el ciclo	Buen sueño y gestión del estrés	Pantallas nocturnas o *multitasking* excesivo

Conclusión: sincronice con su ciclo

La inflamación durante el ciclo menstrual es un proceso natural, pero puede minimizarse con estrategias específicas, según la fase en la que se encuentre. Ajustar la alimentación, la actividad física y el descanso de acuerdo con los cambios hormonales no solo reduce la hinchazón y el dolor, sino que también mejora el bienestar general.

Al aprender a sincronizar el estilo de vida con el ciclo menstrual, es posible mantener una mejor calidad de vida, lo que evita molestias innecesarias y favorece el equilibrio hormonal de manera natural.

La clave está en no luchar contra su ciclo, sino aprender a sincronizarse con él.

5.3. Inflamación en el embarazo y posparto

Etapa	Cambios	Inflamación
Embarazo temprano	Adaptación inmunológica	Reducción de inflamación sistémica
Tercer trimestre	Preparación para el parto	Aumento de marcadores inflamatorios
Posparto	Caída brusca hormonal	Inflamación transitoria, fatiga y alteración de microbiota

El embarazo es una etapa de enormes cambios fisiológicos, y uno de los sistemas que más se adapta durante este proceso es el sistema inmunológico. Su comportamiento no es constante, sino que se ajusta en función del trimestre, para proteger tanto al bebé como a la madre. Y este ajuste influye directamente en los niveles de inflamación del cuerpo femenino.

Primer y segundo trimestre: una inflamación en pausa

Durante los primeros meses de embarazo, el sistema inmune entra en un estado de tolerancia inmunológica; es decir, modula su respuesta para no rechazar al feto, que biológicamente contiene material genético del padre y podría ser visto como un cuerpo extraño.

Para ello, el cuerpo reduce de forma natural algunos mecanismos proinflamatorios.

Esto implica:

- Menor activación de células inmunitarias agresivas
- Reducción de ciertas citoquinas inflamatorias
- Aumento de moléculas antiinflamatorias

Este entorno inmunológico más calmado favorece la implantación del embrión, el desarrollo de la placenta y el crecimiento saludable del bebé. Además, muchas mujeres experimentan una mejora en algunas enfermedades autoinmunes o inflamatorias crónicas durante este periodo (como artritis reumatoide o soriasis), precisamente por esta modulación inmunitaria.

Tercer trimestre: el cuerpo se prepara para el parto

A medida que se acerca el final del embarazo, el sistema inmunológico vuelve a activarse progresivamente. Esto se debe a que el cuerpo necesita:

- Aumentar la inflamación fisiológica, para activar los procesos de maduración del cuello uterino
- Desencadenar las contracciones del parto, a través de prostaglandinas y otras moléculas inflamatorias
- Reforzar las defensas de la madre ante el esfuerzo físico y la exposición a microorganismos durante el parto

Por tanto, es normal que en el tercer trimestre aumenten determinados marcadores inflamatorios. Esta inflamación no es dañina, sino funcional y necesaria. Pero puede generar molestias transitorias, como hinchazón, pesadez, fatiga o sensibilidad emocional más marcada.

¿Quién no ha sufrido hinchazón de piernas en su tercer trimestre de embarazo? Yo recuerdo que solo podía ponerme unos zapatos concretos en esos meses, porque el resto no me entraban de lo hinchados que tenía los pies.

Ahora ya se entiende por qué.

Posparto: un cóctel inflamatorio-emocional

Después del parto, el cuerpo sufre un descenso brusco de estrógenos y progesterona, además del agotamiento físico que supone el nacimiento y el inicio de la lactancia. Esta caída hormonal puede:

- Desencadenar una respuesta inflamatoria transitoria, especialmente si el parto fue largo, medicalizado o hubo cesárea

- Afectar a la producción de neurotransmisores, como la serotonina, contribuyendo a una mayor sensibilidad emocional o tristeza posparto

- Alterar la microbiota intestinal, que influye directamente en el sistema inmune y en la inflamación

Además, la hormona prolactina, que aumenta para permitir la lactancia, también puede favorecer la retención de líquidos, lo que muchas mujeres perciben como hinchazón o inflamación física.

Todo esto ocurre mientras el cuerpo intenta reparar los tejidos dañados, cerrar la herida placentaria (de unos veinte centímetros de diámetro), reorganizar el abdomen y adaptarse a las nuevas demandas físicas y emocionales.

Vamos, que la posparto se mira al espejo y dice: «Este cuerpo no es mío».

Muchas se deprimen todavía más porque piensan que ese cuerpo se va a quedar con ellas el resto de su vida, pero no es así: es un cuerpo transitorio.

Lo normal es que recuperemos la fuerza y reduzcamos la inflamación a medida que va pasando el tiempo y vamos cuidándonos con buenos hábitos antiinflamatorios.

Debemos tener en cuenta que esta inflamación no es un fallo del cuerpo: es parte del proceso natural de transición. Sin embargo, si no se acompaña con una buena alimentación, descanso y apoyo emocional, puede cronificarse, lo que dificulta la recuperación abdominal, altera el estado de ánimo o aumenta la fatiga.

Por eso, es tan importante cuidar este momento con herramientas antiinflamatorias específicas:

- Una alimentación rica en antioxidantes y nutrientes clave
- Un ejercicio suave, consciente y adaptado
- Un descanso reparador
- Y, sobre todo, un acompañamiento

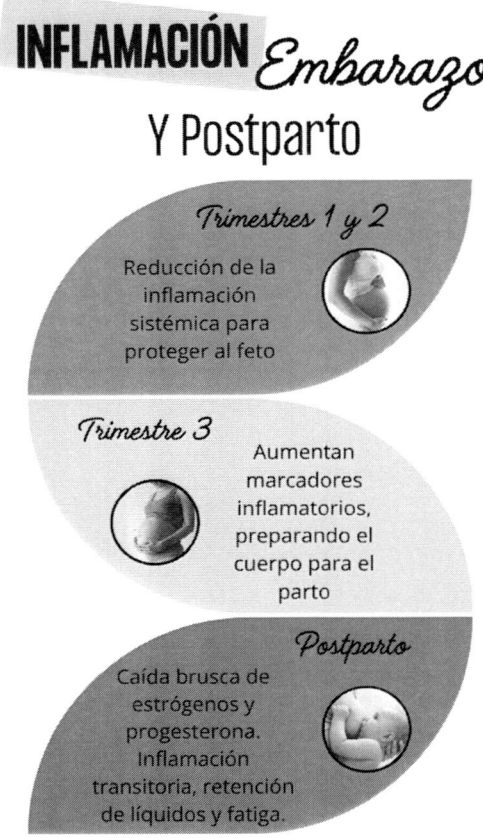

5.4. Alimentación y ejercicios tras el embarazo

El posparto es un período de grandes cambios físicos y emocionales. Durante esta etapa, el cuerpo sigue en proceso de recuperación tras el embarazo y el parto, al mismo tiempo que se adapta a nuevas demandas, como la lactancia, la falta de sueño y los cambios hormonales.

La inflamación en esta fase puede deberse a:

- Cambios hormonales bruscos
- Alterac ones en la microbiota
- Estrés, falta de sueño y sobrecarga física
- Retención de líquidos y fatiga

Por eso, una alimentación antiinflamatoria y un ejercicio adecuado son claves para:

- Acelerar la recuperación y reducir la inflamación
- Mejorar la energía y fortalecer el sistema inmunológico
- Favorecer la recuperación del suelo pélvico y la faja abdominal
- Evitar problemas como la diástasis abdominal o el dolor lumbar

5.4.1. CAMBIOS HORMONALES Y SU IMPACTO EN LA INFLAMACIÓN POSPARTO

¿Qué ocurre tras el parto?

- Caída brusca de estrógenos y progesterona
- Elevación de cortisol (estrés y falta de sueño)
- Aumento de prolactina durante la lactancia (lo que puede favorecer la retención de líquidos)

Impacto en la inflamación:

- Mayor sensibilidad inflamatoria
- Dificultad para recuperar la musculatura profunda, si hay inflamación persistente
- Alteración de la microbiota intestinal

- Fatiga y mayor sensibilidad al estrés, debido a la elevación de cortisol

- Cambios en la elasticidad del tejido conectivo, lo que afecta a la recuperación del abdomen y el suelo pélvico

- Mayor retención de líquidos

Recuerde: la inflamación es natural en las primeras semanas, pero debe resolverse progresivamente. Si se prolonga, puede dificultar la recuperación física y emocional. Por ello, es fundamental un plan de alimentación y ejercicios adaptados a esta etapa.

5.4.2. ALIMENTACIÓN ANTIINFLAMATORIA EN EL POSPARTO

Una alimentación adecuada favorece la recuperación de los tejidos, reduce la inflamación y ayuda a mantener la energía en esta fase de alta demanda física y emocional.

Nutrientes clave para la recuperación posparto:

Nutriente	Función	Alimentos recomendados
Proteínas de calidad	Regeneración muscular y sistema inmune	Huevos, pollo, pescado, legumbres y frutos secos
Grasas saludables	Regulación hormonal y reducción de inflamación	Aove, aguacate, pescados azules y semillas
Carbohidratos de bajo IG	Energía estable o control glucémico	Arroz integral, boniato, patata cocida y quinoa
Hierro	Recuperación de hemoglobina	Carne roja, hígado, espinacas y legumbres
Colágeno natural	Reparación de tejidos, fascia y articulaciones	Caldo de huesos, gelatinas caseras o piel de pescado

Nutriente	Función	Alimentos recomendados
Probióticos y prebióticos	Salud intestinal e inmunidad	Kéfir, chucrut, yogur natural, espárragos y alcachofas

- Proteínas de alta calidad: ayudan a la regeneración muscular y al mantenimiento del sistema inmunológico. Las fuentes recomendadas serían huevos, pescado, carne, pollo, legumbres y frutos secos.

- Grasas saludables: favorecen la producción hormonal y reducen la inflamación. Se recomiendan el aguacate, el aceite de oliva virgen extra, los frutos secos, las semillas y los pescados grasos.

- Carbohidratos de bajo índice glucémico: evitan los picos de glucosa y mantienen energía estable. Se recomiendan el arroz integral, el arroz basmati, la patata, el boniato y las legumbres.

- Alimentos ricos en hierro: son importantes para recuperar los niveles de hemoglobina tras el parto. Se recomiendan la carne roja, el hígado, las espinacas, los mariscos y las legumbres.

- Alimentos ricos en colágeno: favorecen la regeneración de tejidos (piel, articulaciones y suelo pélvico) y mejoran la fuerza y elasticidad de la fascia y músculos profundos. Fuentes recomendadas: caldos de huesos, gelatinas naturales, pescados azules con piel, patas de pollo y cartílagos.

- Alimentos probióticos y prebióticos: mejoran la salud intestinal y reducen la inflamación. Se recomiendan el kéfir, el yogur natural, el chucrut, la kombucha, los espárragos, el ajo, la cebolla y las alcachofas.

Alimentos que evitar o reducir

- Ultraprocesados: aumentan la inflamación y alteran la microbiota.

- Azúcar refinado y harinas blancas: pueden generar picos de glucosa y afectar a la energía.

- Exceso de cafeína: puede interferir con el sueño y aumentar el cortisol.

- Lácteos en exceso: algunas mujeres presentan sensibilidad posparto.

Consejo práctico: cabe elegir alimentos de verdad, naturales y fáciles de digerir. El intestino posparto necesita mimo.

5.4.3. EJERCICIO TRAS EL EMBARAZO: RECUPERACIÓN PROGRESIVA

El ejercicio en el posparto debe adaptarse a cada mujer y al tipo de parto (vaginal o cesárea). Antes de retomar la actividad física, es recomendable esperar la revisión médica de las seis-ocho semanas posparto y asegurarse de que el suelo pélvico y la faja abdominal están en buen estado.

Fases de la recuperación física tras el parto

Fase 1: recuperación temprana (0-6 semanas posparto)

Objetivo: reconectar con la respiración y activar el *core* profundo sin impacto.

Ejercicios

- Respiración diafragmática y abdominal

- Ejercicios hipopresivos

- Movilidad articular

- Caminatas ligeras

Fase 2: fortalecimiento del suelo pélvico y core (6-12 semanas)

Objetivo: recuperar la musculatura abdominal y pélvica, sin generar presión excesiva.

Ejercicios

- Gimnasia abdominal respiratoria
- Método 5p
- Ejercicios de movilidad y control postural

Fase 3: retorno a la actividad física (3-6 meses posparto)

Objetivo: recuperar la fuerza, la estabilidad y la resistencia

Ejercicios

- Entrenamiento de fuerza progresivo
- Ejercicios de estabilidad lumbopélvica
- Cardio moderado (caminar rápido o bicicleta estática)

Ejercicios para evitar en los primeros meses:

- Saltos y ejercicios de impacto
- Abdominales tradicionales, como *crunch*
- Levantamiento de cargas pesadas, sin una correcta activación del *core*

Fase	Objetivo	Actividades
0-6 semanas	Reconexión y activación del *core*	Respiración diafragmática, hipopresivos o caminar
6-12 semanas	Suelo pélvico y faja abdominal	Método 5P, movilidad y control postural
3-6 meses	Fuerza, estabilidad y resistencia	Entrenamiento progresivo y estabilidad lumbopélvica

Recomiendo a la lectora repasar bien el capítulo 3, apartado 2, para saber cómo entrenar en función del abdomen de cada una.

5.4.4. CLAVES PARA UNA POSPARTO SALUDABLE

- Escuchar al cuerpo: no se debe forzar el ejercicio si hay molestias o fatiga excesiva.

- Priorizar el descanso: el sueño es fundamental para la recuperación hormonal y la reducción de la inflamación.

- Mantenerse hidratada: el agua es clave para la producción de leche materna y la regeneración celular.

- Gestionar el estrés: se han de practicar actividades que nos ayuden a reducir el estrés, como escuchar música, yoga, respiraciones, pintura, movilidad, etc.

- Movilidad suave diaria: favorece la circulación y evita la rigidez.

5.4.5. RESUMEN PRÁCTICO DEL POSPARTO SIN INFLAMACIÓN

Pilar	Qué hacer	Qué evitar
Alimentación	Proteínas, grasas buenas, colágeno y microbiota	Ultraprocesados, azúcares y exceso de lácteos
Ejercicio	Respiración, *core* profundo o fuerza progresiva	Impacto, *crunch,* cargas pesadas sin control
Descanso y estrés	Sueño de calidad y técnicas de relajación	Sobrecarga de tareas y pantallas nocturnas
Hidratación	Agua e infusiones digestivas	Exceso de cafeína y alcohol

Conclusión: recuperar no es correr; es reconstruir.

El posparto no es una carrera: es un proceso de reconstrucción física y emocional basado en una alimentación antiinflamatoria y un ejercicio adaptado.

Consiste en cuidar de una misma para cuidar de todo lo demás. La recuperación es la prioridad.

El cuerpo femenino cambia, se adapta y se reinventa en cada etapa de la vida. Entender cómo las hormonas influyen en la inflamación nos permite acompañar esos cambios con inteligencia, no luchar contra ellos.

La inflamación habla el idioma de las hormonas. Debemos aprender a escucharlas, respetarlas y a trabajar en armonía con el cuerpo.

5.5. Factores que agravan la inflamación en mujeres

Además de los cambios hormonales naturales que atraviesan las mujeres a lo largo de su vida, existen hábitos y condiciones externas que pueden amplificar la inflamación crónica de bajo grado, alterando el equilibrio hormonal y dificultando la recuperación del bienestar.

A continuación, repasamos los principales factores que actúan como desencadenantes o amplificadores de la inflamación en mujeres, y por qué es fundamental abordarlos de manera integral.

Estrés crónico

El estrés sostenido en el tiempo es uno de los principales generadores de inflamación. Cuando vivimos en un estado constante de alerta, el cuerpo produce de forma excesiva cortisol, la hormona del estrés. Este exceso de cortisol:

- Interfiere con la producción de estrógenos y progesterona, alterando el ciclo menstrual y la ovulación.

- Favorece el almacenamiento de grasa abdominal.

- Disminuye la función inmunológica.

- Contribuye al insomnio, lo que a su vez agrava la inflamación.

Dato importante: el estrés no siempre es mental. También puede ser fisiológico (por mala alimentación, falta de descanso o inflamación intestinal persistente).

Resistencia a la insulina

Cuando las células dejan de responder correctamente a la insulina, se genera una cascada inflamatoria. Este fenómeno es muy común en mujeres con síndrome premenstrual intenso, ovario poliquístico o tendencia a acumular grasa abdominal. La resistencia a la insulina:

- Aumenta la producción de testosterona en los ovarios (síndrome metabólico).

- Reduce la sensibilidad a la progesterona.

- Favorece el desarrollo de síntomas hormonales cíclicos más intensos y dificulta la pérdida de peso.

Consejo práctico: priorizar los carbohidratos de bajo índice glucémico y evitar el picoteo constante ayuda a recuperar la sensibilidad a la insulina.

Dieta alta en azúcares, harinas y ultraprocesados

Estos alimentos:

- Elevan la glucosa en sangre de forma rápida, lo que provoca picos de insulina que perpetúan la inflamación.

- Alimentan a las bacterias dañinas del intestino, lo que desequilibra la microbiota intestinal y afecta directamente a la producción de neurotransmisores y hormonas.

- Aumentan la producción de citoquinas inflamatorias.

Recordemos: una microbiota alterada influye directamente sobre el eje intestino-cerebro-hormonas.

Falta de sueño reparador

Dormir mal no solo genera cansancio: también afecta profundamente al sistema hormonal e inmunológico. El sueño insuficiente:

- Reduce la producción de melatonina, hormona antioxidante con efecto antiinflamatorio.

- Aumenta los niveles de cortisol al día siguiente.

- Disminuye la capacidad de regeneración celular.

- Aumenta la sensibilidad a la insulina y los antojos de comida ultraprocesada.

Consejo práctico: crear una rutina nocturna con luz tenue, evitar pantallas al menos una hora antes de dormir y cenar ligero mejora la calidad del sueño y la salud hormonal.

Uso prolongado de anticonceptivos hormonales

Aunque pueden ser útiles en algunos casos, el uso continuado de anticonceptivos puede:

- Alterar la producción natural de hormonas sexuales.

- Cambiar la composición de la microbiota intestinal.

- Influir en el estado de ánimo y la respuesta inflamatoria.

- Ocultar síntomas de desequilibrios hormonales subyacentes, en lugar de resolverlos.

Importante: si se toman anticonceptivos, es recomendable acompañarlos de estrategias de compensación nutricional y vigilancia del estado intestinal. Se recomienda consultar con un especialista.

La inflamación en mujeres no depende solo de las hormonas: también está influida por el estilo de vida, la alimentación, el descanso y la gestión del estrés. Pequeños cambios en estos pilares tienen un impacto profundo en el equilibrio hormonal y el bienestar general.

Mitos y verdades sobre la inflamación en mujeres

Mito 5: el estrés emocional no tiene nada que ver con la inflamación física.

Realidad: el estrés crónico aumenta el cortisol, impacta en la microbiota y favorece la inflamación sistémica. Lo emocional y lo físico van de la mano.

Cuando desmontamos mitos, abrimos espacio para nuevas verdades. Y, a veces, el primer paso para sanar no es comer diferente, sino pensar diferente.

6

LA MENOPAUSIA Y LA INFLAMACIÓN

6.1. Entendiendo la menopausia: cambios hormonales clave

La menopausia es una etapa natural y fisiológica en la vida de la mujer, que marca el fin de la función ovárica y de los ciclos menstruales. Se considera oficialmente instaurada cuando han pasado 12 meses consecutivos sin menstruación, algo que suele suceder entre los cuarenta y cinco y los cincuenta y cinco años, aunque cada cuerpo tiene su propio ritmo.

Sin embargo, los cambios hormonales comienzan mucho antes, en lo que se conoce como «perimenopausia» (fase de transición), y pueden mantenerse varios años después, durante la «posmenopausia». Por eso, la menopausia no debe entenderse como un evento puntual, sino como un proceso progresivo, que implica adaptaciones profundas en el cuerpo de la mujer.

Durante este proceso, se produce un descenso progresivo y sostenido de los estrógenos y la progesterona, dos hormonas clave que no solo influyen en el ciclo menstrual, sino que también influyen en la inflamación, la salud cardiovascular, la densidad ósea, la sensibilidad a la insulina, el estado de ánimo y la composición corporal.

A medida que estos niveles hormonales disminuyen, el cuerpo puede entrar en un estado de inflamación crónica de bajo grado. Esta inflamación no suele notarse de forma evidente al principio, pero, con el tiempo, puede favorecer:

- Acumulación de grasa visceral
- Dolor articular y rigidez matutina, por pérdida de colágeno
- Aumento del riesgo de resistencia a la insulina y, con ello, de diabetes del tipo 2
- Mayor vulnerabilidad a enfermedades cardiovasculares
- Mayor dificultad para conciliar el sueño, regular el ánimo o mantener la energía

Entender estos cambios es el primer paso para acompañarlos, no combatirlos.

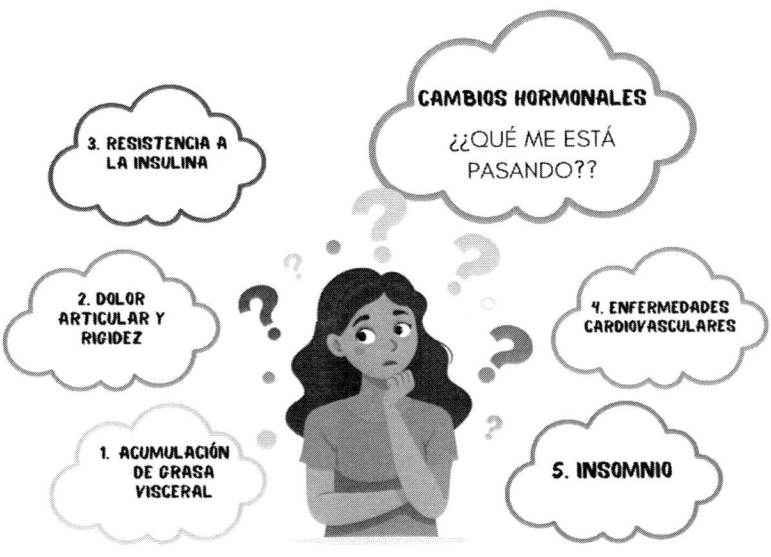

La buena noticia es que hay herramientas concretas para mitigar estos efectos, mejorar la calidad de vida y atravesar esta etapa de forma saludable, desde la alimentación antiinflamatoria hasta el ejercicio de fuerza, pasando por el manejo del estrés y el autocuidado.

6.1.1. ETAPAS DE LA MENOPAUSIA Y SUS EFECTOS HORMONALES

Como he comentado antes, la menopausia no ocurre de un día para otro, sino que es un proceso gradual que pasa por distintas fases:

Perimenopausia (dos-diez años antes de la menopausia)

La «perimenopausia» es la etapa de transición que precede a la menopausia y puede comenzar varios años antes de que desaparezca la menstruación por completo. Durante este periodo, el sistema hormonal femenino entra en una fase de inestabilidad progresiva, en la que los niveles de estrógenos y progesterona comienzan a fluctuar de forma irregular. Esta oscilación hormonal no es lineal ni predecible, lo que hace que los síntomas sean a menudo confusos e intermitentes.

¿Qué ocurre en el cuerpo durante esta etapa?

- Ciclos menstruales irregulares: los niveles de estrógenos pueden ser, a veces, muy altos y, otras, muy bajos, mientras que la progesterona tiende a disminuir antes que los estrógenos, lo que genera un desequilibrio hormonal, que puede provocar reglas más abundantes, más largas o ausencias temporales del periodo.

- Síntomas físicos y emocionales: aparecen los primeros signos visibles del cambio hormonal, como:

- Sofocos y sudores nocturnos
- Fatiga persistente
- Cambios de humor, irritabilidad y mayor sensibilidad emocional
- Insomnio o sueño fragmentado
- Dolor articular o rigidez matutina
- Hinchazón abdominal y retención de líquidos

- Aumento de la inflamación sistémica: debido a la caída de la progesterona (de efecto antiinflamatorio) y la respuesta inestable del sistema inmune, se genera una inflamación de bajo grado que, si no se corrige con el estilo de vida, puede mantenerse activa durante años.

- Acumulación de grasa visceral: el descenso hormonal, especialmente de la progesterona, favorece el acúmulo de grasa en la zona abdominal. Esta grasa no es solo estética, sino metabólicamente activa y proinflamatoria, lo que puede aumentar el riesgo cardiovascular y alterar aún más el equilibrio hormonal.

- Mayor resistencia a la insulina: el cuerpo empieza a procesar los hidratos de carbono de forma menos eficiente, lo que eleva el riesgo de picos de glucosa, antojos de dulce, dificultad para perder peso y predisposición al desarrollo de síndrome metabólico o diabetes del tipo 2.

- Mayor vulnerabilidad al estrés: el cortisol tiende a elevarse en esta etapa, especialmente si el estilo de vida es muy exigente. Esto puede amplificar los síntomas y agravar la inflamación, si no se incorporan estrategias de regulación emocional y descanso adecuado.

¿Por qué es clave intervenir en la perimenopausia?

La «perimenopausia» es una ventana de oportunidad. Aunque los síntomas pueden ser molestos, también es el momento perfecto para prevenir complicaciones futuras, si se actúa con anticipación. Adoptar desde ya una alimentación antiinflamatoria, entrenamientos adaptados y prácticas de autocuidado puede ayudar a regular el impacto hormonal y reducir el riesgo de enfermedades crónicas asociadas a esta etapa.

Menopausia (última menstruación y primeros años posteriores)

La menopausia se diagnostica cuando han pasado 12 meses consecutivos sin menstruación. Suele ocurrir entre los cuarenta y cinco y los cincuenta y cinco años, aunque el rango puede variar. Esta etapa marca el final definitivo de la actividad ovárica y, con ello, una caída drástica de los estrógenos y la progesterona.

¿Qué ocurre en el cuerpo durante esta etapa?

- Descienden bruscamente los niveles de hormonas sexuales (estrógenos y progesterona), lo que desencadena cambios profundos en todo el organismo.

- Pérdida acelerada de masa ósea y muscular: los estrógenos tienen un papel protector sobre los huesos y los músculos. Al disminuir, el cuerpo pierde esa defensa, lo que aumenta el riesgo de osteopenia, osteoporosis y sarcopenia, si no se acompaña de una nutrición adecuada y entrenamiento de fuerza.

- Inflamación más evidente: los síntomas inflamatorios se acentúan, como:

  - Dolores articulares y musculares sin causa aparente

  - Mayor hinchazón abdominal

  - Rigidez al despertar

  - Fatiga crónica

- Mayor predisposición a enfermedades cardiovasculares: los estrógenos también ejercen una acción vasodilatadora y protectora sobre las arterias. Al perder este efecto, se incrementa el riesgo de hipertensión, colesterol elevado y ateroesclerosis.

- Alteraciones en el eje HHA (hipotálamo-hipófisis-adrenales): muchas mujeres experimentan mayor ansiedad, irritabilidad o dificultad para manejar el estrés, debido a la alteración de la producción de cortisol y la menor regulación emocional.

- Problemas digestivos y disbiosis intestinal: el descenso hormonal afecta también a la microbiota, facilitando desequilibrios que influyen en la inflamación intestinal, el metabolismo y el sistema inmunológico.

¿Qué hacer en esta etapa?

La menopausia no es una enfermedad; es un cambio biológico natural. Pero es clave preparar al cuerpo para sostenerse sin la protección hormonal, adoptando un estilo de vida que ayude a compensar ese vacío fisiológico:

- Incluir alimentos ricos en calcio, magnesio, colágeno y proteína de calidad.

- Mantener una rutina de fuerza regular y adaptada.

- Evitar entrenamientos intensos mal dosificados, que eleven aún más el cortisol.

- Dormir bien y manejar el estrés, con pausas conscientes.

- Incorporar alimentos fitoestrogénicos naturales (como lino, soja fermentada o legumbres bien cocidas), para apoyar el equilibrio hormonal.

Posmenopausia (fase estable tras la menopausia)

La «posmenopausia» comienza al finalizar la menopausia y se extiende durante el resto de la vida. En esta etapa, los niveles hormonales permanecen bajos y estables, pero el cuerpo continúa experimentando las consecuencias a largo plazo del déficit estrogénico.

¿Qué ocurre en esta fase?

- El metabolismo se ralentiza notablemente, lo que favorece la acumulación de grasa (sobre todo, en el abdomen) y dificulta el mantenimiento del peso corporal.

- La inflamación de bajo grado tiende a mantenerse activa, especialmente si no se cuidan factores como el descanso, la alimentación y el estrés.

- Se produce un mayor riesgo de enfermedades crónicas, si no se interviene: diabetes de tipo 2, enfermedad cardiovascular, deterioro cognitivo, osteoporosis, síndrome metabólico, etc.

- Fragilidad progresiva si no hay estímulo muscular: la masa muscular tiende a perderse rápidamente, si no se entrena con regularidad, lo que aumenta el riesgo de caídas, pérdida de autonomía o lesiones.

- Disminución de la función digestiva y mayor sensibilidad a algunos alimentos, lo que obliga a ajustar la dieta en función de la tolerancia personal y reforzar el sistema digestivo.

¿Qué es importante cuidar en esta etapa?

- Mantener una alimentación antiinflamatoria rica en micronutrientes y antioxidantes.

- Priorizar la calidad del sueño y la rutina de descanso.

- Hacer ejercicio de fuerza de forma constante, para mantener el tejido muscular, la densidad ósea y la agilidad funcional.

- Prestar atención a la salud intestinal (probióticos, fibra, fermentados, etc.), para evitar el deterioro de la microbiota.

- Cuidar el entorno emocional: evitar el aislamiento, reforzar vínculos sociales y buscar proyectos en los que se mantengan el propósito y la motivación personal.

En resumen:

Cada etapa —perimenopausia, menopausia y posmenopausia— implica un cambio progresivo, no un deterioro irreversible. La clave está en adaptar la alimentación, el movimiento y el descanso al momento hormonal que se esté atravesando.

6.1.2. FACTORES QUE AGRAVAN LA INFLAMACIÓN EN LA MENOPAUSIA

Quizá sea por deformación profesional, pero tengo la costumbre de fijarme mucho en el cuerpo de la gente que veo por la calle: cómo caminan, qué postura adoptan cuando están de pie, si están fuertes, si tienen descompensada la musculatura del tren superior respecto a la del tren inferior o si están desinflamados.

Uno de mis *hobbies* en vacaciones es estar de pie en la orilla del mar y buscar a una sola mujer de más de sesenta años que no tenga el abdomen hinchado.

Les reto a hacer la prueba: a ver si son capaces de encontrar a alguien así en la playa.

Lo normal es que las mujeres a esa edad, vistas de perfil, presenten una silueta con un abdomen muy inflamado y un glúteo inexistente, cuando lo ideal sería todo lo contrario: abdomen plano y glúteos prominentes, por el entrenamiento de fuerza.

¿Qué está pasando en nuestra sociedad? ¿Por qué no vemos a mujeres así?

La explicación está en los hábitos de vida que llevamos: qué comemos, cuánto nos movemos, cómo nos movemos, cuánto descansamos y cómo descansamos.

Es decir, nuestros hábitos diarios son los que van a determinar la inflamación crónica de bajo grado que se vive en la menopausia.

Veamos cuáles son los principales **factores que pueden amplificar este estado inflamatorio si no se manejan adecuadamente.**

Factor	Impacto en la inflamación
1. Dieta rica en azúcares y harinas refinadas	Dispara los niveles de insulina y favorece la **resistencia a la insulina,** lo que agrava la inflamación sistémica. Además, alimenta a las bacterias perjudiciales de la microbiota intestinal
2. Sedentarismo	La falta de actividad física acelera la pérdida de masa muscular (sarcopenia) y favorece el aumento de **grasa visceral,** que es un tejido metabólicamente activo y altamente inflamatorio
3. Falta de sueño reparador	Dormir mal reduce la **melatonina,** una hormona antioxidante clave para la reparación celular. Además, eleva el cortisol, de forma que altera el metabolismo y la regulación hormonal
4. Estrés crónico	Mantiene el **cortisol elevado** de forma continua, lo que interfiere con la función del sistema inmune, altera el eje hormonal y empeora la sensibilidad a la insulina
5. Consumo excesivo de alcohol y cafeína	Puede alterar el ritmo circadiano, dificultar el descanso profundo y afectar a la producción hormonal. En exceso, estos estimulantes actúan como **estresores silenciosos,** que incrementan la inflamación

Conclusión

Se ha de adoptar un enfoque productivo, con una alimentación antiinflamatoria, ejercicio de fuerza, manejo del estrés y buena higiene del sueño. Puede ayudar a minimizar estos efectos y mejorar la calidad de vida en esta etapa.

6.2. Estrategias nutricionales: alimentos recomendados

A medida que se avanza hacia la menopausia, el cuerpo femenino atraviesa una transformación profunda, que requiere una nueva manera de alimentarse. Lo que antes funcionaba puede dejar de hacerlo. Por ello, ajustar la alimentación no es solo recomendable: es necesario.

Si los hábitos nutricionales ya eran poco saludables, este es el momento de realizar cambios conscientes hacia una alimentación antiinflamatoria y más rica en nutrientes. Y, si ya existía una buena base, quizá sea el momento de reducir ligeramente la cantidad de comida ingerida y optimizar las elecciones, ya que el metabolismo se vuelve más lento y la respuesta inflamatoria más sensible.

Durante la menopausia, la alimentación se convierte en una herramienta terapéutica para:

- Contrarrestar la inflamación crónica de bajo grado
- Proteger los huesos y el sistema cardiovascular
- Preservar la masa muscular
- Mejorar la sensibilidad a la insulina
- Regular el sistema hormonal
- Favorecer el descanso, el estado de ánimo y el bienestar emocional

Pilares de una alimentación antiinflamatoria en la menopausia:

	Efecto	Fuente recomendada
Proteínas de calidad en cada comida	Ayudan a preservar la masa muscular y estabilizar la glucosa. Favorecen la saciedad y la regeneración de tejidos	Pescado azul, huevos, carnes magras, legumbres (en menor frecuencia), frutos secos y caldo de huesos
Grasas saludables	Esenciales para la producción hormonal y la salud cerebral. Ayudan a reducir la inflamación y protegen el sistema cardiovascular	Aceite de oliva virgen extra, aguacate, nueces, semillas de chía o lino, sardinas, salmón o caballa. Evitar las grasas trans y aceites refinados, como girasol, palma o soja
Carbohidratos de bajo índice glucémico	Evitan los picos de insulina, ayudan a controlar el peso, aportan energía sostenida y nutrientes esenciales	Arroz basmati o integral (cocido y enfriado), boniato, avena, quinoa, legumbres y frutos rojos. Evitar el pan blanco, pasta, bollería y zumos
Vegetales variados y de temporada	Aportan antioxidantes, fibra y fitoquímicos antioxidantes. Mejoran el tránsito intestinal y la salud hormonal	Verduras crucíferas (brócoli, col o rúcula), hojas verdes, cebolla, alcachofa, espárrago y calabacín

	Efecto	Fuente recomendada
Alimentos ricos en colágeno natural	Favorecen la elasticidad de la piel, las articulaciones y el tejido conectivo. Muy importante en esta etapa, por la pérdida de colágeno natural	Caldo de huesos casero, gelatina natural, piel de pescado o cartílagos de pollo
Probióticos y prebióticos	Clave para mejorar la microbiota intestinal, la digestión y la inflamación. Equilibran el sistema inmune e influyen en el estado de ánimo	Probióticos: kéfir, chucrut, yogur natural o kombucha Prebióticos: ajo, cebolla, alcachofa, espárragos o plátano verde
Antioxidantes y fitoestrógenos naturales	Ayudan a combatir el estrés oxidativo y equilibran el sistema hormonal. Los fitoestrógenos imitan suavemente la acción de los estrógenos	Frutos rojos, té verde, cacao puro, cúrcuma, semillas de lino molidas, miso o soja fermentada

En la menopausia, cada bocado cuenta. Debemos aprender a comer mejor y a elegir alimentos naturales, antiinflamatorios y ricos en nutrientes, que trabajen a favor de las hormonas. Comer de forma consciente y adaptada a esta etapa puede ser el mejor tratamiento preventivo que tenemos en nuestras manos.

Consejos prácticos para aplicar estos cambios

- Planificar los menús semanalmente, para reducir decisiones improvisadas
- Cocinar con métodos suaves: horno, vapor, cocción lenta o plancha

- Comer con atención plena: masticar bien, evitar distracciones y no comer con prisa

- Evitar beber grandes cantidades durante las comidas: hidratarse mejor entre horas

- Priorizar cenas ligeras y tempranas: idealmente, antes de las 20:00

- Hacer la compra con lista: centrada en productos frescos y no procesados

- Mantener un ayuno nocturno de 12 horas (salvo contraindicaciones médicas)

Adoptar una alimentación consciente, adaptada a las necesidades de esta nueva etapa, puede convertirse en la estrategia preventiva más poderosa que tenemos en nuestras manos. Porque nutrirse bien no solo es cuestión de salud: también es una forma de reconectar con el cuerpo, de escucharlo y de honrarlo.

6.3. Ejercicio para mujeres en menopausia: proteger músculos, huesos y articulaciones

La menopausia no solo marca el final de la etapa fértil, sino también una serie de cambios fisiológicos, que impactan directamente en el cuerpo y en su capacidad de mantenerse fuerte, estable y sin dolor.

La pérdida de estrógenos afecta a tejidos estructurales fundamentales: disminuye la densidad ósea, se reduce la masa muscular, se debilita el suelo pélvico y los tendones y ligamentos pierden elasticidad. Este contexto favorece:

- Mayor facilidad para acumular grasa abdominal

- Mayor facilidad para sufrir problemas de suelo pélvico: incontinencia urinaria, fecal o de gases e, incluso, prolapsos

- Disminución de la fuerza muscular y la estabilidad articular
- Mayor riesgo de caídas, fracturas, lesiones y dolor lumbar o pélvico
- Aumento de la inflamación sistémica, si no hay estímulo físico adecuado

Pero la buena noticia es que el ejercicio no solo previene estos efectos, sino que puede revertir muchos de ellos, si se realiza de forma adaptada. De hecho, entrenar bien durante la menopausia es una de las mejores estrategias antiinflamatorias que existen.

6.3.1. BENEFICIOS DEL EJERCICIO DURANTE LA MENOPAUSIA

Estimula la **producción de colágeno** y mejora la salud de articulaciones, tendones y piel.

Ayuda a **preservar o ganar masa muscular** (clave para el metabolismo). El estímulo mecánico producido por el entrenamiento de fuerza favorece la síntesis de proteínas.

Protege los **huesos,** previniendo la osteoporosis. Un entrenamiento específico de impacto y fuerza favorece la estimulación de la densidad ósea.

Mejora el **equilibrio y la coordinación. Así evitaremos el riesgo de caídas.**

Regula el **cortisol** y reduce la **inflamación crónica, porque activa el sistema nervioso parasimpático y aumenta las mioquinas antiinflamatorias.**

Favorece un mejor **descanso** y mejora el estado de ánimo, ya que equilibra el sistema nervioso autónomo.

Contribuye a un **metabolismo más activo** y a un cuerpo más funcional, de modo que mejora la sensibilidad a la insulina.

Mejora el estado de ánimo, liberando serotonina, dopamina y endorfinas.

Mejora la **musculatura del suelo pélvico,** porque recupera la coordinación con el diafragma y la musculatura profunda del abdomen.

6.3.2. ¿QUÉ TIPO DE EJERCICIO ES MÁS EFECTIVO EN LA MENOPAUSIA?

- Entrenamiento de fuerza (2-3 días/semana)

  Es el más importante en esta etapa, porque preserva y construye músculo, mejora la densidad ósea, aumenta el metabolismo basal y reduce la grasa abdominal.

  Algunos ejemplos: sentadillas, peso muerto, empujes y tracciones.

  Recomendación: supervisado por un profesional, si es la primera vez.

- Ejercicio cardiovascular moderado (todos los días)

  Favorece el sistema cardiovascular, el metabolismo de la glucosa y la función mitocondria.

  Algunos ejemplos son caminar, bicicleta estática o elíptica, danza, natación o remo.

  Recomendación: mínimo 30 a 45 minutos al día, preferiblemente al aire libre.

- Movilidad y flexibilidad (3-4 días/semana)

  El cuerpo cambia su composición y elasticidad, por lo que es vital mantener la movilidad, para prevenir rigidez, mejorar la postura y favorecer la recuperación muscular.

  Algunos ejemplos: yoga suave, estiramientos conscientes, movilidad articular con respiración profunda, etc.

Recomendación: puede realizarse al despertar o como cierre del día.

- Ejercicios de control respiratorio y *core*

Con la pérdida hormonal, el tejido conectivo pierde firmeza, lo que puede afectar a la faja abdominal y al suelo pélvico.

El trabajo del *core* profundo y la respiración diafragmática reducen la tensión lumbar, mejoran la postura y el equilibrio, disminuyen la inflamación abdominal y devuelven la coordinación entre la musculatura del abdomen y la del suelo pélvico.

Algunos ejemplos son: gimnasia abdominal respiratoria, metido 5P o hipopresivos.

Recomendación: idealmente supervisado por entrenadores especializados.

6.3.3. ¿QUÉ EVITAR O ADAPTAR?

La vida moderna nos empuja constantemente a estar activas y disponibles: trabajo, tráfico, actividades extraescolares, compra, comidas familiares, eventos sociales... Vivimos en una carrera constante, sin apenas espacio para la pausa. A muchas mujeres les cuesta parar tan solo 10 minutos al día sin sentirse culpables, por no «aprovechar» el tiempo.

Este ritmo elevado mantiene nuestros niveles de cortisol —la hormona del estrés— crónicamente altos. Si a esto le sumamos el propio desequilibrio hormonal de la perimenopausia o menopausia (donde el cortisol tiende ya a estar elevado de base), estamos alimentando un círculo inflamatorio, que impacta directamente en el bienestar físico y emocional.

Y, si además decidimos compensar este estrés con entrenamientos de alta intensidad mal gestionados, estamos sobrecargando aún más al organismo.

Estoy queriendo decir que el ejercicio puede inflamarnos si no está bien dosificado. Durante esta etapa, el exceso de ejercicio o un tipo de entrenamiento mal adaptado puede aumentar la inflamación, debido al impacto que tiene sobre el eje cortisol-estrógenos-progesterona y sobre la musculatura del suelo pélvico.

Además, los cambios hormonales de esta etapa debilitan los tejidos conectivos y musculares, incluyendo el suelo pélvico, lo que puede dar lugar a incontinencias urinarias, de gases o fecales, si no se trabaja adecuadamente.

Ejercicios para evitar o limitar si hay disfunción de suelo pélvico, fatiga o estrés:

- HIIT (entrenamiento de alta intensidad) mal planificado o sin pausas de recuperación
- Saltos o impacto continuado, especialmente si hay debilidad en el suelo pélvico
- Cardio prolongado en ayunas, que puede elevar el cortisol aún más
- Entrenamientos sin descanso suficiente, que impiden la recuperación hormonal

Pero no todas debemos frenar al mismo ritmo...

Si se lleva una vida activa desde hace años, el suelo pélvico está fuerte o el abdomen es competente, no se tienen síntomas de incontinencia y el descanso es adecuado, no tenemos por qué renunciar al ejercicio que nos hace sentir bien.

En estos casos, se puede mantener el estilo de entrenamiento, siempre escuchando los niveles de energía y ajustando la intensidad cuando sea necesario. Lo importante es adaptarse, no detenerse.

Y, si nunca se ha hecho ejercicio, no significa que nunca más vayamos a poder saltar, correr o hacer un entrenamiento de alta intensidad. Deberíamos empezar por algo más suave, para que el cuerpo se vaya adaptando, antes de pasar a un entrenamiento más exigente o con impacto.

Recomendaciones clave para esta etapa:

- Priorizar la calidad del movimiento, frente a la cantidad o duración.

- Introducir sesiones de descarga y recuperación activa cada semana. Valorar el descanso como parte del entrenamiento (sin él, no hay regeneración).

- Adaptar el entrenamiento según el ciclo hormonal o nivel de energía. Escuchar al cuerpo: si hay fatiga, insomnio o irritabilidad, baja la intensidad.

- El equilibrio es la clave: fuerza, movilidad, descanso y respiración.

- Usar el ejercicio no como castigo, sino como una herramienta de cuidado.

Menos no es fracasar. Es respetar nuestra energía. En la menopausia, entrenar bien es entrenar con inteligencia, no con culpa.

Plan básico de ejercicio semanal para mujeres en menopausia

Día	Actividad sugerida
Lunes	Fuerza de tren inferior + movilidad
Martes	Respiración consciente
Miércoles	Fuerza de tren superior + hipopresivos
Jueves	Yoga suave o estiramientos
Viernes	Entrenamiento funcional total + movilidad
Sábado	Actividad recreativa (senderismo con la familia)
Domingo	Movilidad, meditación o nada

Y, todos los días, una hora de paseo.

Durante la menopausia, el ejercicio no es opción: es terapia. El objetivo no es entrenar más duro, sino más inteligente. Una rutina bien diseñada nos ayudará a regular la inflamación, proteger los huesos, reducir grasa abdominal y sentirnos fuertes y estables en esta nueva etapa.

Recomiendo ponerse en manos de profesionales, para que adapten la tabla de entrenamiento a las necesidades de cada una.

6.4. El impacto del estrés y el sueño: consejos para mantener el equilibrio hormonal

Durante la menopausia, los cambios hormonales no solo afectan al sistema reproductivo, sino que también alteran la forma en la que el cuerpo gestiona el estrés y el descanso. Lo que antes se toleraba sin problema —una mala noche, un periodo intenso de trabajo o determinadas emociones— puede ahora desencadenar una serie de respuestas inflamatorias y síntomas difíciles de gestionar.

En esta etapa, el sistema nervioso se vuelve más sensible y cuidarlo se convierte en una prioridad, para que las hormonas trabajen a favor del bienestar y no en su contra.

6.4.1. EL ESTRÉS CRÓNICO COMO DESENCADENANTE DE INFLAMACIÓN

Aunque el estrés es una respuesta natural del cuerpo, cuando se vuelve constante o no se regula adecuadamente, tiene un impacto directo sobre el equilibrio hormonal y la salud metabólica. Esto es especialmente importante en la menopausia, ya que las hormonas sexuales están disminuyendo, mientras que el cortisol (la hormona del estrés) tiende a elevarse con facilidad.

¿Qué ocurre cuando hay estrés crónico?

- Aumenta la producción de **cortisol**, lo que eleva la inflamación sistémica.

- Disminuye la **progesterona,** lo que afecta al descanso y la estabilidad emocional.

- Aumenta la **resistencia a la insulina** y se favorece la **acumulación de grasa visceral.**

- Se afecta el **intestino** y la **microbiota,** empeorando la digestión y la respuesta inmunitaria.

- Se dificulta la **regulación del sistema hormonal,** lo que genera desajustes continuos.

Síntomas frecuentes cuando el estrés está desregulado

- Sensación constante de alerta o ansiedad

- Retención de líquidos e hinchazón abdominal

- Fatiga por la mañana e insomnio por la noche

- Dolores musculares o articulares, sin causa aparente

- Cambios de humor repentinos

Dormir bien no es un lujo: es una necesidad biológica

En la menopausia, hay una dificultad para conciliar el sueño, despertares nocturnos, sueño poco profundo, sudores nocturnos y sofocos.

Teniendo en cuenta que el descanso nocturno profundo y reparador es uno de los principales reguladores hormonales naturales, podemos afirmar que dormir bien se vuelve más difícil pero también más importante.

Durante el sueño profundo, especialmente en la fase NREM, se activan procesos que favorecen el equilibrio y la recuperación:

- **Producción de melatonina,** antioxidante que regula el ciclo circadiano

- **Regeneración celular y muscular**

- **Reducción del cortisol,** lo que baja el estrés fisiológico
- **Equilibrio de leptina y grelina,** hormonas del hambre y la saciedad

Sin un buen descanso, se entra en un **círculo vicioso,** que alimenta la inflamación.

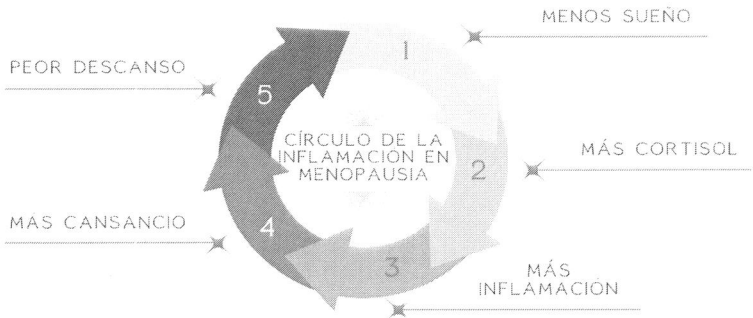

6.4.2. ESTRATEGIAS PRÁCTICAS PARA RECUPERAR EL EQUILIBRIO

Se ha de gestionar el estrés de forma consciente.

Aunque no se puede eliminar el estrés de la vida, sí se puede aprender a gestionarlo y reducir su impacto en el cuerpo. Algunas prácticas efectivas para activar el sistema nervioso parasimpático (el encargado del descanso y la digestión):

- Respiración diafragmática (de cuatro a seis respiraciones por minuto, cinco minutos al día)
- Paseos al aire libre, sin distracciones digitales
- Baños calientes, con sales de magnesio
- Meditación, *mindfulness* o escritura de un diario emocional

- Escuchar música tranquila, manualidades o jardinería

- Evitar la multitarea crónica y los entornos sobreestimulantes

Parar no es perder tiempo. Es recuperar salud.

El cuerpo necesita señales claras para activar la producción de melatonina. Estas señales deben comenzar al caer el sol.

Recomendaciones:

- Cena ligera y temprana (ideal antes de las 20:00)

- Evitar pantallas una hora antes de acostarse

- Tomar infusiones relajantes (melisa, valeriana o pasiflora)

- Dormir en un ambiente oscuro, fresco y sin ruidos

- Apagar las luces brillantes o usar luces cálidas al anochecer

Estas pequeñas acciones activan la calma fisiológica, favorecen la digestión, mejoran la calidad del sueño y reducen el cortisol.

Ejercicio sí, pero no a cualquier hora

El ejercicio es una herramienta excelente para reducir el estrés y mejorar la salud hormonal. Pero, si se realiza muy tarde o con demasiada intensidad, puede tener el efecto contrario.

¿Qué se recomienda?

- Actividad intensa o moderada por la **mañana o media tarde**

- Evitar HIIT o entrenamientos intensos después de las **19:00**

- Elegir ejercicios suaves por la tarde (yoga, movilidad, estira- mientos o caminar suave)

Pasear sí, pero irse a correr o a hacer cuestas a las 21:00 no sería lo más recomendable.

6.4.3. EL CICLO CIRCADIANO: SU RELOJ INTERNO ANTIINFLAMATORIO

El cuerpo femenino funciona en armonía con la luz y la oscuridad. Cuando se rompe ese ritmo, las hormonas también se desregulan. Por eso, es fundamental **respetar el ciclo circadiano,** para mantener el equilibrio interno.

Para sincronizar el reloj interno:

- Exponerse a la luz solar natural por la mañana (15-20 minutos diarios)
- Mantener horarios regulares de comidas y descanso
- Evitar comidas copiosas por la noche
- Eliminar o reducir la exposición a luz azul artificial por la noche
- Dormir y despertarse siempre a la misma hora (incluso fines de semana)

En resumen, cuidar el sistema nervioso es cuidar las hormonas.

En la menopausia, el equilibrio hormonal no se logra solo con lo que se come o con cuánto se entrena. El sistema nervioso y el descanso nocturno son igual de importantes que cualquier suplemento o protocolo nutricional.

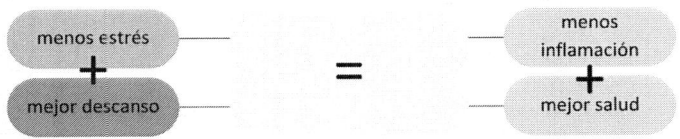

Cuidarse en esta etapa no significa hacer más. Significa hacer menos, pero con más intención. Dormir bien, moverse de forma consciente, bajar el ruido mental y crear espacios de pausa es, hoy más que nunca, una forma de medicina.

6.5. Caso práctico: planificación de un día de alimentación antiinflamatoria para la menopausia

Durante la menopausia, es necesario ajustar la alimentación, no solo para aliviar síntomas, sino también para prevenir enfermedades crónicas y reducir la inflamación de bajo grado.

Una alimentación bien diseñada en esta etapa debe:

- Tener **bajo índice glucémico**
- Incorporar **proteínas de calidad** en cada comida
- Incluir **grasas saludables**
- Aportar **fibra y antioxidantes**
- Favorecer la salud digestiva e intestinal mediante **alimentos fermentados o ricos en prebióticos**
- Respetar el **ritmo circadiano,** priorizando cenas tempranas y ligeras
- Estar adaptada a **cada mujer** según su apetito, horarios, ritmo de vida y síntomas

A continuación, se presenta un ejemplo práctico de un día completo, basado en los principios de nutrición antiinflamatoria explicados en capítulos anteriores.

DÍA TIPO DE MENÚ ANTIINFLAMATORIO EN LA MENOPAUSIA

HORA	COMIDA	BENEFICIO
8:00	Desayuno: copa de kéfir con semillas de chía, nueces y frutos rojos + infusión de jengibre y canela	Mejora la microbiota, regula la glucosa y aporta grasas buenas y antioxidantes
11:00	Media mañana: puñado de frutos secos y un trocito de chocolate del 85 %	Apoyo hormonal y antioxidantes, sin picos de azúcar
13:30	Comida: salmón al horno con cúrcuma y limón + ensalada de espinacas, boniato, aguacate y semillas de calabaza	Grasas omega 3, fibra, magnesio y antioxidantes. Es antiinflamatorio y sacia
19:30	Cena: crema de calabacín y puerro con huevo poché + cucharada de aceite de oliva virgen extra en crudo y cúrcuma	Verduras cocinadas, proteína fácil de digerir, especias antiinflamatorias y relajación intestinal y neuronal
21:30	Infusión de melisa	Facilita el sueño y reduce el cortisol nocturno

Notas importantes:

- El salmón debe ser preferiblemente salvaje o ecológico, para evitar metales pesados.
- El boniato se cocina con antelación y se enfría en la nevera, para reducir su carga glucémica.
- Las semillas y frutos secos se activan poniéndolos a remojo de seis a ocho horas y, así, mejoramos su digestión.
- No se incluyen pan ni ultraprocesados.
- Beber agua entre horas, no durante las comidas (mínimo 1,5-2 litros al día).

- Cenar antes de las 20:00 y mantener un ayuno nocturno de 12 a 14 horas.

- No es obligatorio hacer todas las ingestas. Algunas mujeres se sienten bien comiendo dos veces al día; otras prefieren tres o cinco. Lo importante es ajustarlo a cada necesidad individual, siempre respetando los principios antiinflamatorios.

En conclusión, no es una dieta, sino un estilo de vida. Este menú es solo un ejemplo que refleja un principio clave: alimentarse para desinflamar no implica renunciar, sino elegir con conciencia lo que nutre y equilibra el cuerpo. Pequeños cambios mantenidos en el tiempo pueden transformar por completo su energía, digestión, descanso y relación con el cuerpo.

DÍA TIPO DE EJERCICIO DIARIO

HORA	TIPO DE EJERCICIO
Mañana	50-60 minutos de caminata rápida y/o 15 minutos de movilidad
Mediodía	20-30 minutos de entrenamiento de fuerza
Tarde/noche	Paseo suave y/o 15 minutos de movilidad y respiración

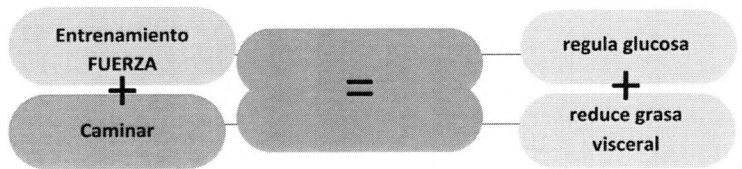

Resumen de la rutina ideal para desinflamar en la menopausia

- Desayuno equilibrado con proteína + grasa saludable

- Movimiento matinal suave (caminar, movilidad o fuerza ligera)

- Comidas regulares, sin picoteo constante

- Evitar ultraprocesados, priorizar omega-3, verduras cocinadas, colágeno y fermentados

- Hidratación + infusiones digestivas

- Cena ligera antes de las 20:00

- Rutina de descanso (sin pantallas, luz tenue, infusión o suplemento)

La inflamación en la menopausia no es inevitable. Se puede revertir con consciencia, nutrición y autocuidado.

Mitos y verdades sobre la inflamación en mujeres

Mito 6: la menopausia engorda sí o sí.

Realidad: lo que engorda no es la menopausia, sino seguir comiendo y entrenando como si el metabolismo no hubiera cambiado. Ajustar hábitos lo cambia todo.

Cuando desmontamos mitos, abrimos espacio para nuevas verdades. Y, a veces, el primer paso para sanar no es comer diferente, sino pensar diferente.

7

RECURSOS ADICIONALES

7.1. Lista de alimentos antiinflamatorios

A lo largo de este libro, hemos hablado mucho sobre la inflamación, sus causas y cómo influye en el bienestar femenino en diferentes etapas de la vida. Ahora ha llegado el momento de pasar a lo concreto.

En esta sección, se expone una lista clara, ordenada y práctica de alimentos que, por sus propiedades nutricionales, contribuyen activamente a reducir la inflamación del cuerpo. Estos alimentos no solo ayudan a aliviar molestias como la hinchazón, el dolor articular o la fatiga, sino que también fortalecen el sistema inmunológico, mejoran la digestión, equilibran las hormonas y favorecen una composición corporal más saludable.

No se trata de seguir una dieta estricta o prohibitiva, sino de elegir con conciencia lo que ponemos en el plato cada día y, sobre todo, de hacerlo de forma sostenible a largo plazo, sin culpa, sin perfeccionismo y escuchando al cuerpo.

Los alimentos descritos a continuación han sido seleccionados por su capacidad antiinflamatoria comprobada y por ser fáciles de incluir en el día a día de mujeres con poco tiempo. Están clasificados por grupos, para facilitar su consulta, y se podrán usar como referencia a la hora de planificar los menús semanales.

Recordatorio: no es necesario que estén todos en la cocina a la vez, pero, cuantos más se puedan incluir, mayor será el beneficio para la salud.

CONDIMENTOS	GRASAS	PROTEÍNAS	HIDRATOS
Cúrcuma	Aguacate	Huevos ecológicos	Algas
Nuez moscada	Frutos secos tostados	Carne de pasto	Arroz integral del día anterior
Pimienta negra	Aceituna	Aves de campo	Patata y boniato hervidos el día anterior
Jengibre	Aceite de oliva virgen extra	Sardinas	
Orégano		Salmón, atún y arenques	
Canela	Aceite de aguacate	Crustáceos	Setas
Vainilla	Mantequilla de vacas de pasto	Legumbres	Zanahorias crudas
Semillas		Yogur natural de cabra	Todas las verduras
Piñón	Chocolate > 85 %	Kéfir	Manzana
Vinagre manzana			Albaricoque
			Frutos rojos
			Pera
			Tomate
			Chucrut

7.2. Ejemplos de meriendas

La merienda suele ser una comida olvidada o mal resuelta. Muchas veces, por falta de tiempo o costumbre, caemos en opciones rápidas que no nos nutren: bollería, barritas ultraprocesadas, café con algo dulce, etc.

Pero una merienda bien elegida no solo nos ayuda a mantener la energía y el equilibrio hormonal por la tarde, sino que también puede evitar los atracones nocturnos o la ansiedad al final del día.

Aquí propongo una serie de ideas sencillas, nutritivas y antiinflamatorias, pensadas para mujeres con poco tiempo, pero con muchas ganas de cuidarse.

Son opciones fáciles de preparar, que combinan carbohidratos de bajo índice glucémico, grasas saludables y proteínas, lo que las convierte en meriendas saciantes, equilibradas y compatibles con el bienestar hormonal.

Se pueden adaptar según el hambre, los horarios o los entrenamientos.

Tapa de queso y fruta

Un trozo de queso curado o semicurado de cabra u oveja acompañado de higos, uvas o manzana en rodajas

Humus con palitos de zanahoria

Puede usar también pepino o apio como crudités.

Manzana con manteca de almendra

Manzana en rodajas con una cucharada de crema 100 % de almendra por encima: un clásico saciante y dulce sin azúcar añadido.

Manzana asada con canela

Una opción calentita, reconfortante y digestiva para los días fríos. Añada unas nueces picadas por encima, si quiere algo más completo.

Pudin de chía

Hecho con bebida vegetal sin azúcar, chía, frutos rojos y un puñado de frutos secos. Prepárelo la noche anterior.

Fruta + frutos secos

Una pieza de fruta (manzana, pera o frutos rojos) con un puñado de nueces, almendras o pistachos: la mezcla perfecta de fibra, grasas saludables y saciedad.

Chocolate negro + almendras

Dos onzas de chocolate, con un mínimo de 85-90 % de cacao, junto a un puñado de almendras tostadas.

Aceitunas y tacos de queso

Opción salada y rápida. Acompáñelo con una infusión digestiva, si lo toma por la tarde.

7.3. Ejemplos de desayunos

El desayuno puede ser una oportunidad para iniciar el día con alimentos que aporten energía sostenida, buena digestión y equilibrio hormonal. Pero, contrariamente a lo que nos han repetido durante años, no es obligatorio desayunar nada más levantarse. De hecho, yo soy partidaria de esperar, al menos, media hora desde que nos levantamos hasta que ingerimos la primera comida.

Cada cuerpo tiene su ritmo. Muchas mujeres eligen mantener un ayuno más prolongado por las mañanas, especialmente si no sienten hambre real o si están practicando ayuno intermitente (siempre que esté bien pautado y no haya contraindicaciones).

Por eso, en este apartado, veremos ejemplos de desayunos para quienes sí deciden desayunar. Todos ellos son:

- Fáciles y rápidos de preparar.

- Equilibrados en macronutrientes: se combinan carbohidratos de bajo índice glucémico, proteínas de calidad y grasas saludables.

- Pensados para reducir la inflamación y mejorar la saciedad.
- Adaptados al ritmo hormonal femenino y compatibles con digestiones sensibles.

Debemos aprender a escuchar al cuerpo. Así sabremos si nos sentimos mejor desayunando más tarde o saltándonos el desayuno, que también es válido. Lo importante es que, cuando rompamos el ayuno, lo hagamos con comida real y consciente.

Huevos revueltos con medio aguacate

Ingredientes (una persona)

- 2 huevos ecológicos
- ½ aguacate maduro
- 1 cucharada de aceite de oliva virgen extra (Aove)
- Sal marina y pimienta al gusto
- (Opcional) una pizca de cúrcuma o cebollino fresco picado

Preparación

1. Batir los huevos ligeramente en un bol con una pizca de sal y, si se quiere, cúrcuma para potenciar el efecto antiinflamatorio.

2. Calentar el AOVE en una sartén a fuego medio-bajo.

3. Verter los huevos batidos y remover suavemente con una espátula, haciendo movimientos circulares hasta que cuajen pero queden cremosos (no secos).

4. Retirar del fuego y servir en un plato.

5. Añadir el medio aguacate en rodajas o cubitos al lado o por encima. Espolvorear con pimienta negra y, si te gusta, un poco de cebollino picado.

Consejo

- Se puede acompañar de una tostada de pan de trigo sarraceno.

Yogur natural con frutos rojos, frutos secos y chocolate negro 85 %

Ingredientes (1 persona)

- Un yogur natural de cabra ecológico, sin azúcar añadido
- Un puñado de frutos rojos (arándanos, fresas, moras o frambuesas)
- Un puñado pequeño de frutos secos tostados (nueces, almendras, avellanas, etc.)
- Una onza de chocolate negro 85 % (mínimo)
- (Opcional) semillas de chía o lino molidas

Preparación

1. Colocar el yogur en un bol como base.
2. Añadir por encima los frutos rojos lavados y troceados si son grandes.
3. Incorporar los frutos secos ligeramente troceados para una mejor textura.
4. Rallar o trocear la onza de chocolate negro por encima del yogur.
5. (Opcional) Espolvorear con semillas de chía o lino para añadir fibra y omega-3.

Consejo

- Ideal como desayuno rápido o para llevarlo en túper al trabajo

Huevos de codorniz con jamón y tomate natural

Ingredientes (1 persona)

- 5 huevos de codorniz
- 2 lonchas finas de jamón ibérico (o jamón serrano de buena calidad, sin aditivos)
- 1 tomate maduro mediano
- 1 cucharadita de aceite de oliva virgen extra (Aove)
- (Opcional) orégano o albahaca, para espolvorear

Preparación

1. Lavar y picar el tomate en cubos pequeños. Se puede aliñar con unas gotas de AOVE y una pizca de sal marina o hierbas aromáticas.

2. Calentar una sartén con una cucharadita de AOVE a fuego medio.

3. Cascar los huevos de codorniz con cuidado y freírlos a fuego suave para que no se pasen.

4. Mientras tanto, cortar o desmenuzar el jamón y añadirlo en el plato junto con el tomate.

5. Servir los huevos fritos de codorniz sobre una cama de tomate fresco con el jamón por encima o al lado, según presentación deseada.

6. Añadir orégano o albahaca si apetece dar un toque más aromático.

Consejo

- Se puede acompañar con una rebanada de pan de trigo sarraceno.

Crackers de semillas con anchoas y aguacate

Ingredientes

Para los *crackers:*

- 200 g de semillas variadas (elija las que más le gusten: lino, chía, sésamo, pipas de girasol, calabaza, etc.)
- 200 ml de agua (misma cantidad que de semillas)
- Especias al gusto:
  - Ajo en polvo
  - Cebolla en polvo
  - Pimienta negra
  - Cúrcuma
  - Sal marina
  - Orégano, romero, comino, etc. (opcional)

Para el *topping:*

- 1 aguacate maduro
- Zumo de ½ limón
- 1 cucharadita de Aove (aceite de oliva virgen extra)
- 6-8 filetes de anchoas en aceite de oliva
- Pimienta negra (opcional)

Preparación

1. *Crackers* antiinflamatorias

   - Triturar ligeramente las semillas en un procesador de alimentos (no demasiado, que queden trocitos).
   - Añadir la misma cantidad de agua (200 ml) y dejar reposar 30 minutos hasta que las semillas absorban el líquido.

- Añadir las especias que se prefieran y mezclar bien.

- Precalentar el horno a 160 °C.

- Extender la mezcla sobre papel vegetal en una bandeja, formando una capa fina y uniforme.

- Hornear durante 50 minutos aproximadamente, hasta que estén dorados y crujientes.

- Sacar del horno, dejar enfriar y cortar al tamaño que se refiera.

2. Montaje del *topping:*

- Aplastar el aguacate con un tenedor, añadit el zumo de limón y un chorrito de AOVE.

- Untar los crackers con esta mezcla.

- Colocar encima los filetes de anchoa.

- Añadir pimienta negra al gusto o hierbas frescas si lo deseas.

7.4. Ejemplos de comidas

Las comidas principales son el momento perfecto para aportar al cuerpo todo lo que necesita: energía estable, nutrientes esenciales y una buena dosis de alimentos antiinflamatorios. No se trata solo de comer «saludable», sino de elegir combinaciones que ayuden a sentirnos ligeras, saciadas y con buena digestión durante la tarde.

Una buena comida antiinflamatoria debe incluir:

- Proteína de calidad (pescado, huevos, carnes ecológicas, legumbres, etc.)

- Verduras (crudas, cocinadas o al vapor), para facilitar la digestión

- Grasas saludables (Aove, aceite de coco, aguacate o frutos secos)
- Carbohidratos de bajo índice glucémico, como arroz integral cocinado el día anterior, boniato o legumbres remojadas

Además, debemos tener en cuenta evitar verduras crudas en la comida si tenemos digestiones difíciles. No se han de combinar tampoco grandes cantidades de proteína con almidones pesados (como pan o pasta). Y se recomienda cocinar con especias anti-inflamatorias, como cúrcuma, jengibre o comino.

A continuación, dejo varios ejemplos sencillos, sabrosos y fáciles de preparar, incluso si tenemos poco tiempo. Porque comer bien no tiene que ser complicado.

Ensalada de espinacas, requesón y atún en aceite de oliva
Ingredientes (para 1 persona)

- 2 puñados grandes de espinacas frescas (*baby,* mejor si son ecológicas)
- 1 lata de atún en aceite de oliva virgen extra, escurrido
- 3 cucharadas soperas de requesón fresco
- 6-8 tomates cherri cortados por la mitad
- ¼ de aguacate a dados (opcional, pues da cremosidad y grasas saludables)
- 1 cucharada de semillas de sésamo o lino molido
- 1 puñado pequeño de nueces troceadas (opcional)

Para el aliño:

- 1 cucharada de Aove (aceite de oliva virgen extra)
- Zumo de ½ limón o 1 cucharada de vinagre de manzana sin filtrar

- Sal marina sin refinar

- Pimienta negra recién molida

- Opcional: un poco de orégano o albahaca seca

Preparación

1. Lavar y secar bien las espinacas.

2. Colocar como base en un bol o plato hondo.

3. Añadir por encima el requesón en cucharadas, el atún desmenuzado y los tomates cherry.

4. Incorporar el aguacate (si usas) y espolvorear con las semillas y las nueces.

5. Mezclar todos los ingredientes del aliño en un vasito, remover bien y verter sobre la ensalada justo antes de servir.

6. Remover ligeramente para que se integren los sabores y ia disfrutar!

Consejo

Si queremos un plato más saciante, podemos acompañarla con ½ taza de arroz integral cocido y enfriado (del día anterior).

Guiso de verduras y carne

Ingredientes (2 personas)

- 300 g de carne magra a tacos (ternera, pavo o pollo ecológico)

- 1 zanahoria

- 1 calabacín

- ½ berenjena

- ½ cebolla

- ½ pimiento rojo
- 1 diente de ajo
- 200 ml de caldo de huesos (o caldo vegetal sin aditivos)
- 1 cucharadita de cúrcuma
- 1 cucharadita de pimentón dulce
- 1 hoja de laurel
- 1 cucharada de aceite de oliva virgen extra (Aove)
- Sal marina y pimienta negra al gusto
- (Opcional) unas ramitas de perejil fresco para decorar

Preparación

1. Lavar y cortar todas las verduras en dados medianos.
2. En una cazuela o sartén honda, calentar el AOVE y sofreír el ajo y la cebolla durante 2-3 minutos.
3. Añadir la carne y dorar por fuera durante unos minutos. Salpimentar al gusto.
4. Incorporar las verduras troceadas, mezclar bien y añadir las especias: cúrcuma, pimentón y hoja de laurel.
5. Verter el caldo caliente hasta cubrir (si no se tiene, se puede usar agua con una pizca de sal y cúrcuma).
6. Tapar y cocinar a fuego medio durante 25-30 minutos o hasta que la carne esté tierna y las verduras bien hechas.
7. Rectificar de sal y servir caliente, decorado con perejil fresco picado si deseas.

Consejo práctico

- Se puede preparar este guiso en cantidad y se guardan porciones en la nevera o congelador.

Ensalada griega con salmón ahumado

Ingredientes (1 persona)

- 80-100 gramos de salmón ahumado (elija uno sin azúcares añadidos ni aditivos artificiales)
- ½ pepino
- 6-8 tomates cherri
- ¼ de cebolla morada (opcional, si es cena)
- Un puñado de aceitunas negras o kalamata (sin hueso)
- 30-40 gramos de queso feta de cabra o de oveja
- Hojas de espinaca fresca o mezcla de hoja verde
- 1 cucharada de aceite de oliva virgen extra (Aove)
- Zumo de medio limón o vinagre de manzana
- Orégano seco al gusto
- (Opcional) una pizca de pimienta negra o albahaca fresca

Preparación

1. Lavar bien todos los vegetales. Cortar el pepino en rodajas finas o en medias lunas, los tomates cherry por la mitad y la cebolla morada en tiras finas (se puede omitir si se toma esta ensalada en la cena para evitar vegetales crudos por la noche).

2. En un bol grande, mezclar la base de hojas verdes con los vegetales ya cortados.

3. Añadir las aceitunas negras y el queso feta en cubitos o desmigado.

4. Incorporar el salmón ahumado, cortado en tiras o en trozos medianos.

5. Aliñar con AOVE, jugo de limón o vinagre de manzana y espolvorea con orégano seco.

6. Remover bien justo antes de servir y añadir opcionalmente un toque de pimienta o albahaca fresca.

Dorada a la plancha con lombarda y manzana

Ingredientes (2 personas)

- 2 filetes de dorada fresca (puede pedir que se la limpien en la pescadería)
- ½ lombarda pequeña
- 1 manzana verde o de tipo reineta (ácida, para equilibrar sabores)
- ½ cebolla morada
- 1 cucharadita de comino en polvo
- 1 cucharada de vinagre de manzana ecológico
- 1 chorrito de aceite de oliva virgen extra (Aove)
- Sal marina sin refinar
- Pimienta negra recién molida
- Zumo de ½ limón (opcional para el pescado)

Preparación

1. Saltear la lombarda: Cortar la lombarda en tiras finas y laminar la cebolla morada. En una sartén grande, añadir un chorrito de AOVE y sofreír la cebolla durante 2 minutos.

   Añadir la lombarda, el comino, sal, pimienta y un chorrito de agua. Cocinar a fuego medio durante unos 10 minutos, removiendo.

2. Añadir la manzana: Pelar y cortar la manzana en láminas finas. Agregarla a la sartén junto con el vinagre de manzana y coci-

nar todo junto 5 minutos más, hasta que esté tierno pero no deshecho. Reservar caliente.

3.   Cocinar la dorada: En una plancha o sartén antiadherente, añadir unas gotas de AOVE. Cocinar los filetes de dorada 2-3 minutos por cada lado, con la piel hacia abajo primero. Añadir sal y, si se desea, unas gotas de zumo de limón al final.

4.   Emplatar: Servir una base generosa de lombarda con manzana y colocar el filete de dorada encima.

Consejo

Se puede añadir un poco de cúrcuma al salteado o espolvorear con semillas de sésamo tostado al final para un extra de antioxidantes.

7.5. Ejemplos de cenas

La cena es una comida clave para cerrar el día con equilibrio, pero no todas las personas la necesitan por igual. Hay mujeres que, de forma natural, no tienen hambre por la noche y prefieren no cenar. Y eso también es una opción válida y saludable, siempre que se escuche al cuerpo y se mantenga una alimentación completa durante el resto del día.

Ahora bien, si se decide cenar, hay algunas claves que pueden ayudarnos a evitar la inflamación nocturna y favorecer un descanso reparador:

- Cenar temprano, idealmente antes de que se ponga el sol, para respetar los ritmos circadianos.

- Evitar las verduras crudas en esta última comida, ya que pueden resultar difíciles de digerir y favorecer la hinchazón abdominal.

- Apostar por platos ligeros pero nutritivos, con proteínas de fácil digestión, vegetales cocinados y grasas saludables, que ayudan a estabilizar la glucosa en sangre y promueven la producción de melatonina, la hormona del sueño.

En esta sección, encontrará ideas sencillas, rápidas y deliciosas que cumplen estos principios: cenas pensadas para mujeres con poco tiempo..., pero con mucha conciencia de autocuidado.

Puré de verduras con semillas y filetes de caballa

Ingredientes (para 1 persona)

Para el puré:

- 1 trozo de calabacín
- 1 trozo de calabaza o 1 zanahoria
- 1 puñado de espinacas (pueden ser congeladas)
- ½ cebolla
- 1 trozo pequeño de puerro (opcional)
- 1 cucharadita de cúrcuma
- 1 cucharada de Aove (aceite de oliva virgen extra)
- Agua o caldo casero para cocer

Para acompañar

- 2 filetes de caballa en conserva (en aceite de oliva o al natural)
- 1 cucharada de semillas de lino o sésamo molidas
- Unas gotas de zumo de limón (opcional)

Preparación

1. Pelar y trocear todas las verduras. Cocerlas en agua o caldo durante 15-20 minutos hasta que estén blanditas.

2. Añadir la cúrcuma y una pizca de sal marina al final de la cocción.

3. Triturar bien con batidora hasta obtener una crema suave. Ajustar la textura con más caldo si lo deseas..

4. Servir el puré en un bol y añadir por encima el AOVE en crudo y las semillas molidas.

5. Acompañar con los filetes de caballa escurridos y, si gusta, unas gotas de limón por encima para realzar el sabor.

Consejo

Se puede preparar el puré con antelación y guardarlo en la nevera dos-tres días. Las conservas de caballa en aceite de oliva virgen extra son una excelente fuente de omega 3 y proteína rápida para cenas sin complicaciones.

Pollo al curri con col rizada y aceite de coco

Ingredientes (para 1-2 personas)

- 1 pechuga de pollo troceada en dados
- 2 tazas de col rizada (kale) lavada y troceada
- ½ cebolla picada fina
- 1 diente de ajo picado
- 1 trozo pequeño de jengibre fresco rallado (opcional)
- ½ taza de leche de coco (sin azúcares añadidos)
- 1 cucharadita de curri en polvo
- 1 cucharadita de cúrcuma
- 1 cucharada de aceite de coco virgen extra
- Sal marina al gusto

Preparación

1. Calentar el aceite de coco en una sartén grande y sofreír la cebolla, el ajo y el jengibre durante unos minutos hasta que estén dorados y fragantes.

2. Añadir los dados de pollo y dorar por todos los lados.

3. Agregar la cúrcuma y el curry en polvo, mezclar bien para que el pollo se impregne de las especias.

4. Incorporar la leche de coco y cocinar a fuego medio durante 8-10 minutos, hasta que el pollo esté bien cocido y la salsa se haya espesado un poco.

5. Añadir la col rizada en los últimos 2-3 minutos de cocción. Remover hasta que se ablande ligeramente pero mantenga su color y textura.

6. Ajustar de sal y servir caliente.

Caldo de carne y pechuga de pavo a la plancha con calabacín

Ingredientes (para 4-6 raciones)

Para el caldo

- 2 huesos de caña de ternera (puede añadir también costilla o morcillo)
- 1 puerro
- 1 rama de apio
- 1 zanahoria
- 1 diente de ajo
- 1 hoja de laurel
- 1 trozo de jengibre fresco (opcional, pero muy recomendable, por su efecto antiinflamatorio)
- Sal marina sin refinar
- Agua (mínimo, 2 litros)
- Chorrito de vinagre

Para la pechuga

- 1 pechuga de pavo
- 1 calabacín mediano
- 1 cucharada de aceite de oliva virgen extra (Aove)
- Sal marina y pimienta negra
- Opcional: ajo en polvo, orégano o cúrcuma para sazonar

Preparación

1. Enjuagar los huesos y colócalos en una olla grande junto con las verduras peladas y troceadas.
2. Cubrir con 2-3 litros de agua fría y añadir la sal, el laurel, vinagre y el jengibre.
3. Llevar a ebullición. Cuando empiece a hervir, retirar la espuma blanca con una espumadera.
4. Bajar el fuego al mínimo y cocinar a fuego lento entre 2 y 4 horas (cuanto más tiempo, más propiedades liberará el hueso).
5. Colar el caldo y conservarlo en la nevera hasta 5 días.
6. Cortar el calabacín en rodajas finas o medias lunas.
7. En una sartén antiadherente, añadir un chorrito de AOVE y saltear el calabacín con una pizca de sal hasta que esté tierno y dorado.
8. En otra sartén, cocinar la pechuga de pavo a la plancha con un poco de AOVE, sal, pimienta y especias al gusto.
9. Dorar bien por fuera y asegurarse de que estén cocinadas por dentro.
10. Servir el pavo acompañado del calabacín salteado.

Consejo

Si se cocina mucho caldo, se puede congelar en la nevera, para tener para varios días.

Se puede añadir una cucharadita de cúrcuma al calabacín en los últimos minutos de cocción, para potenciar el efecto antiinflamatorio.

Crema de espárragos verdes y merluza al papillote

Ingredientes (2 personas)

Para la crema de espárragos:

- 1 manojo de espárragos verdes (unos 250 gramos)
- 1 puerro
- ½ calabacín (opcional, para dar más textura)
- 1 cucharada de Aove (aceite de oliva virgen extra)
- 1 pizca de sal marina, sin refinar
- 1 pizca de pimienta blanca
- Agua o caldo de verduras casero (mejor si es sin pastillas)

Para la merluza

- 2 lomos de merluza fresca o congelada (sin espinas)
- ½ cebolla morada
- 1 zanahoria pequeña
- ½ calabacín
- 1 diente de ajo
- Zumo de ½ limón
- 1 chorrito de Aove
- Sal y pimienta
- Papel de horno o papel vegetal (no papel de aluminio)

Preparación

1. Lavar los espárragos, cortar la parte dura del tallo y trocearlos.

2. Limpiar y cortar el puerro en rodajas finas.

3. En una cazuela con AOVE, rehogar el puerro unos minutos hasta que esté tierno.

4. Añadir los espárragos (y el calabacín si se usa), una pizca de sal y cubrir con agua o caldo.

5. Cocinar a fuego medio durante unos 15-20 minutos hasta que todo esté tierno.

6. Triturar con batidora hasta obtener una textura cremosa. Añadir más líquido si es necesario.

7. Ajustar de sal y servir caliente.

8. Precalentar el horno a 180 °C.

9. Cortar la cebolla, la zanahoria y el calabacín en juliana (tiras finas).

10. Sobre una hoja de papel vegetal, colocar una cama de verduras, un lomo de merluza encima, el ajo picado, sal, pimienta, un chorrito de AOVE y unas gotas de limón.

11. Cerrar el papel formando un paquetito (papillote), bien sellado para que no se escape el vapor.

12. Hacer lo mismo con el segundo lomo.

13. Hornear durante 15-18 minutos.

14. Abrir con cuidado (saldrá vapor caliente) y servir directamente en el plato.

Consejo

Se puede añadir una pizca de cúrcuma al pescado antes de cerrar el papillote, para potenciar su efecto antiinflamatorio y digestivo.

La crema de espárragos se puede decorar con un chorrito de Aove en crudo, semillas de sésamo o un poco de cebollino picado, para añadir sabor y antioxidantes.

7.6. Resumen final: cómo aplicar la alimentación antiinflamatoria en el día a día

Después de haber recorrido este capítulo práctico sobre desayunos, comidas, cenas y meriendas, es momento de recordar los pilares de una alimentación verdaderamente antiinflamatoria. Este tipo de alimentación no es una dieta pasajera, sino un estilo de vida que nos permite nutrirnos, deshincharnos, recuperar energía y conectar con nuestro bienestar de forma duradera.

7.6.1. ¿QUÉ CARACTERIZA A UNA ALIMENTACIÓN ANTIINFLAMATORIA?

- Está basada en alimentos reales y naturales, no en productos procesados.
- Favorece los alimentos de bajo índice glucémico, lo que estabiliza la glucosa y la insulina.
- Es rica en antioxidantes, fibra, vitaminas y fitonutrientes.
- Prioriza las grasas saludables, como el Aove, el aguacate, los frutos secos y las semillas.
- Incluye más vegetales, especialmente los de hoja verde, crucíferas y verduras cocinadas.
- Se incorporan alimentos ricos en omega 3 (pescado azul, chía, nueces o lino).
- Se elimina el azúcar añadido, los aceites refinados y los ultraprocesados.

- Se reduce el consumo de gluten y cereales refinados.

- Se aprovecha el poder de las especias antiinflamatorias, como la cúrcuma, el jengibre o el comino.

- Se buscan alimentos ecológicos o de origen lo más natural posible, siempre que estén a su alcance.

7.6.2. OTROS CONSEJOS CLAVE PARA INTEGRAR ESTE ESTILO DE VIDA

- No se obsesione con las calorías. No se trata de contar, sino de nutrir. Se ha de pensar en la calidad de lo que se come, no en la cantidad.

- Practique el ayuno intermitente (siempre que no se esté dando el pecho ni se tengan contraindicaciones médicas). El ayuno nocturno entre doce y catorce horas ayuda a mejorar la sensibilidad a la insulina y a reducir la inflamación.

- Cenas ligeras y tempranas: idealmente, antes de que se ponga el sol.

- No tome verduras crudas en la cena. Se recomienda optar por purés, cremas o verduras cocinadas.

- Se ponen las legumbres en remojo al menos 48 horas (cambiando el agua a las 24 horas), para reducir su capacidad inflamatoria.

- Se debe evitar combinar hidratos (pan, pasta o legumbre) con carnes o embutidos en la misma comida.

- Se han de cocinar el arroz, la patata o el boniato el día antes y consumirlos fríos o templados: esto reduce su carga glucémica.

- Beba suficiente agua (un mínimo de ocho vasos al día), preferiblemente entre horas, pero no beba grandes cantidades durante las comidas.

- Mastique cada bocado entre veinte y cuarenta veces. Esto mejora la digestión y reduce la inflamación.

- Evite bebidas gaseosas y azucaradas.

- Apóyese en infusiones digestivas o desinflamatorias: jengibre, hinojo, manzanilla, anís, menta, cúrcuma, diente de león, poleo, etc.

Coma con variedad de colores

Cuanto más colorido sea el plato, más antioxidantes y nutrientes estaremos incluyendo.

Aquí dejo un pequeño recordatorio cromático:

- Naranja → zanahoria, calabaza o boniato

- Verde → brócoli, espinacas, col, judías verdes, acelgas o pistachos

- Rojo → tomate, fresas, sandía o pimiento rojo

- Morado → arándanos, moras o grosellas

- Blanco → cebolla, ajo, puerro, coliflor o cebolleta

7.6.3. EN RESUMEN

Optar por una alimentación antiinflamatoria es una decisión de autocuidado consciente. No se trata de ser perfecta, sino de ser constante.

Pequeños cambios diarios —como elegir alimentos reales, cocinar con calma, masticar mejor o evitar el azúcar— tienen un impacto enorme en cómo nos sentimos, nos movemos y nos vemos.

No es solo comida.

Es una forma de vivir con más energía, ligereza y paz.

Mitos y verdades sobre la inflamación en mujeres

Mito 7: el pan integral no inflama.

Realidad: el trigo moderno, aunque sea integral, tiene un alto índice glucémico y puede seguir generando picos de insulina. No es el demonio, pero no es inocente.

Cuando desmontamos mitos, abrimos espacio para nuevas verdades. Y, a veces, el primer paso para sanar no es comer diferente, sino pensar diferente.

8

CONCLUSIÓN: UN NUEVO COMIENZO

Este libro no es un punto final; es el inicio de una nueva etapa: más consciente, más fuerte, más conectada con lo que verdaderamente importa.

En esta etapa, no se lucha contra el cuerpo, sino que se aprende a escucharlo con respeto, a cuidarlo con atención y a acompañarlo con compasión. Porque el bienestar no llega desde la exigencia, sino desde la presencia. Porque un cuerpo inflamado no está roto: solo está pidiendo atención.

A lo largo de estas páginas, se ha recorrido un camino de comprensión: comprender cómo influyen las hormonas, los ciclos, la microbiota, el estrés, la alimentación y el descanso en la inflamación crónica que tantas mujeres experimentan en silencio... Y, sobre todo, se ha comprendido que la inflamación no es únicamente física: también puede ser emocional. Puede ser la forma que tiene el cuerpo de decir «basta»: basta de exigencias, de descuido, de olvido; basta de dejarse para el final.

8.1. Un cuerpo al que se escucha cambia

En este libro, no se pretende ofrecer fórmulas mágicas ni soluciones instantáneas. Se pretende ofrecer información práctica, evidencia científica, herramientas reales y, sobre todo, una mirada diferente: una forma nueva de habitar el cuerpo. Hablamos de un cuerpo que ha sostenido mucho, que ha acompañado en procesos profundos (embarazos, maternidades, cesáreas, pérdidas, duelo, estrés, insomnio, culpa...), y que hoy sigue aquí (presente, vivo, sabio), esperando ser cuidado, no castigado.

8.2. Cómo mantener los hábitos a largo plazo

Cambiar es posible. Pero sostener el cambio es el verdadero reto. Por eso, aquí se resumen algunas claves que pueden ayudar a mantener un estilo de vida antiinflamatorio a lo largo del tiempo:

- No se trata de perfección, sino de constancia. Habrá días desordenados, semanas exigentes, emociones intensas. No pasa nada. Lo importante es volver una y otra vez. Un estilo de vida no exige rigidez; exige intención sostenida.

- Planificar es una forma de autocuidado. Elegir un día a la semana para organizar la compra, las comidas o el entrenamiento no es una obligación: es una herramienta que evita tomar decisiones desde el cansancio o la urgencia.

- Escuchar al cuerpo, no a la moda. Las necesidades cambian. Lo que ayer servía hoy puede necesitar ajuste. La clave no está en seguir tendencias, sino en construir una alimentación y una rutina que se adapten al cuerpo real que se habita hoy.

- Celebrar lo pequeño: es lo grande. Dormir mejor, no hincharse después de comer, recuperar energía, no tener ansiedad por el dulce son señales, señales de que el cuerpo empieza a responder cuando se lo trata con amabilidad.

- Cuidar el entorno. El cambio se vuelve sostenible cuando el entorno lo sostiene también. Se recomienda buscar una comunidad, rodearse de mujeres que estén en la misma búsqueda, pedir ayuda, compartir logros y frustraciones. Nadie avanza sola. Para quien lo necesite, puede encontrar inspiración y apoyo en la comunidad de Instagram: @almu.abdomenfit.

8.3. Una mirada más allá de lo personal

Cuidarse no es solo un acto individual. También es un acto político y cultural.

Es un acto político, porque implica tomar decisiones conscientes sobre el cuerpo, la salud y el bienestar en una sociedad donde, muchas veces, se dicta lo contrario:

- Porque desafía un sistema que valora la productividad por encima del bienestar

Vivimos en una cultura donde se premia el «hacer más», aunque sea a costa de nuestra salud física y mental. Parar, descansar, priorizar el autocuidado y decir «hoy no puedo más» es rebelarse contra un modelo que nos empuja al agotamiento.

Cuidarse es decir: «Mi salud importa más que mi rendimiento».

- Porque rompe con la idea de que el cuerpo femenino debe estar al servicio de otros.

Históricamente, a las mujeres se les ha enseñado a anteponer las necesidades de los demás (familia, hijos, pareja, trabajo, etc.) antes que las suyas. Cuidarse a una misma —comer bien, moverse, dormir, pedir ayuda, etc.— es recuperar la soberanía corporal y el derecho a estar bien, sin tener que justificarlo.

- Porque va contra la industria de la dieta y los estándares estéticos irreales.

  Cuidarse no es contar calorías ni encajar en la talla 36. Cuidarse es nutrir el cuerpo que se tiene hoy, tal como está, sin culpa ni vergüenza.

- Porque inspira a otras mujeres a hacer lo mismo.

  Cada vez que una mujer se cuida con respeto, sin culpa ni exigencia, está generando un cambio cultural a su alrededor. Es un ejemplo silencioso, pero poderoso. Cuidarse es contagioso. Y eso puede ser revolucionario.

Elegir una alimentación consciente, parar a descansar, decir no al estrés, dejar de intentar encajar en cuerpos ajenos..., todo eso es una forma de resistencia, en una sociedad que nos exige productividad, delgadez y perfección.

Por eso, este nuevo comienzo no es solo personal: es colectivo. Cuando una mujer se cuida, se respeta y se escucha..., envía un mensaje a otras mujeres de su entorno: «Yo también puedo. Yo también merezco». Y así, sin darnos cuenta, se va generando una transformación más profunda: cultural, generacional, humana.

8.4. Una reflexión final

Este no es un manual para volver al cuerpo que se tenía antes. Es una guía para reconciliarse con el cuerpo que se tiene hoy: uno que ha atravesado procesos, dolores, maternidades, desvelos, emociones, silencios, y que sigue pidiendo espacio para ser cuidado, habitado, valorado.

Hoy puede ser el primer día: el día de empezar sin prisa, con calma, con constancia. No hace falta hacerlo perfecto. Basta con hacerlo real.

Y, si un día se cae, se frena o se olvida, no es un fracaso. Es, simplemente, una oportunidad más de volver a cuidarse.

Porque el verdadero cambio no ocurre cuando ya se sabe todo, sino cuando se empieza a vivir lo aprendido: un paso cada día, un gesto a la vez, con respeto, con suavidad, con presencia.

Gracias por haber llegado hasta aquí. Ahora empieza lo importante: **vivirlo.**

Al ritmo de cada una, a nuestra manera, con respeto. Este es nuestro nuevo comienzo.

Nota: la información presentada en esta obra es simple material informativo y no pretende servir de diagnóstico, prescripción o tratamiento de cualquier tipo de dolencia o trastorno. Esta información no sustituye la consulta con un médico, especialista o cualquier otro profesional competente del campo de la salud. El contenido de la obra debe considerarse un complemento a cualquier programa o tratamiento prescrito por un profesional competente de la medicina. La autora está exenta de toda responsabilidad sobre daños y perjuicios, pérdidas o riesgos, personales o de cualquier otra índole que pudieran producirse por el mal uso de la información aquí proporcionada.

BIBLIOGRAFÍA

CIENCIA Y MICROBIOTA

Arponen, S. (2020). *¡Es la microbiota, idiota!*. Barcelona: Grijalbo. ISBN: 9788417752620.

Arponen, S. (2021). *El sistema inmunitario por fin sale del armario*. Barcelona: Grijalbo. ISBN: 9788418054402.

Arponen, S. (2022). *El mundo secreto de la microbiota*. Barcelona: Grijalbo. ISBN: 9788418054426.

Arponen, S. (2023). *En la cocina con la doctora Arponen*. Málaga: Arcopress. ISBN: 9788413442273.

García-Orea Haro, B. (2020). *Dime qué comes y te diré qué bacterias tienes*. Barcelona: Grijalbo. ISBN: 9788417752927.

García-Orea Haro, B. (2021). *Las recetas de Blanca: . Todo se cocina en el intestino*. Barcelona: Grijalbo. ISBN: 9788418055164.

García-Orea Haro, B. (2023). *Dime qué como ahora: Mejora tu microbiota, tus digestiones y tu energía*. Barcelona: Grijalbo. ISBN: 9788425362330.

Mor, G. & y Cardenas, I. (2010). The Immune System in Pregnancy: A Unique Complexity. *American Journal of Reproductive Immunology, 63*(6), 425-433. https://doi.org/10.1111/j.1600-0897.2010.00836.x.

SALUD CEREBRAL, DIGESTIÓN Y NUTRICIÓN

Axe, J. (2017). *Todo está en tu digestión: . Descubre el origen de tus problemas de salud y cómo curarlos en cinco pasos.* Barcelona: Paidós. ISBN: 9788449332890.

Axe, J. (2023). *Remedios ancestrales: . Los secretos de la curación con plantas, aceites esenciales, CBD y medicina natural.* Barcelona: Paidós. ISBN: 9788449341618.

Greger, M. y Stone, G. (2016). *Comer para no morir. Descubre los alimentos científicamente probados que previenen y curan enfermedades.* Barcelona: Paidós. ISBN: 9786075697345.

Perlmutter, D. & y Loberg, K. (2013). *Grain Brain: . The Surprising Truth About Wheat, Carbs, and Sugar – Your Brain's Silent Killers.* New Nueva York: Little, Brown Spark. ISBN: 9780316234801.

Perlmutter, D. & y Loberg, K. (2015). *Brain Maker: The Power of Gut Microbes to Heal and Protect Your Brain – for Life.* New Nueva York: Little, Brown Spark. ISBN: 9780316380102.

Greger, M. & Stone, G. (2016). *Comer para no morir: Descubre los alimentos científicamente probados que previenen y curan enfermedades.*Barcelona: Paidós. ISBN: 9786075697345.

INFLAMACIÓN, DIETAS Y ENVEJECIMIENTO

Sears, B. (2007). *La inflamación silenciosa: . Cómo combatirla con la dieta de la Zona.* Barcelona: Urano. ISBN: 9788479536367.

Weil, A. (2007). *Envejecer bien: Una guía para el bienestar a lo largo de la vida.* Barcelona: Ediciones B. ISBN: 9788466629942.

Becker, K. (2015). *Anti-Inflammatory Diet for Pregnancy: Reduce Inflammation, Prevent Complications, and Improve the Health of Your Baby.* Independently Published. ISBN: 9781519610433.

FISIOTERAPIA, ENTRENAMIENTO Y SALUD FUNCIONAL

Guyton, A. C. & y Hall, J. E. (2020). *Tratado de fisiología médica* (14.ª a ed.). Barcelona: Elsevier España. ISBN: 9788491136103.

Horowitz, R. I. (2013). *Why Can't I Get Better? Solving the Mystery of Lyme and Chronic Disease.* Nueva York: St. Martin's Press. ISBN: 9781250019400.

Vázquez, M. (2017). *Fitness Revolucionario: Lecciones ancestrales para una salud salvaje.* Barcelona: Ediciones B. ISBN: 9788417002534.

Vázquez, M. (2021). *Saludable Mente: Hábitos para optimizar tu cerebrc y mejorar tu salud a cualquier edad.* Barcelona: Grijalbo. ISBN: 9788425360336.

Vázquez, M. (2023). *Vive más: Reduce tu edad biológica y aumenta tu vitalidad.* Barcelona: Grijalbo. ISBN: 9788425361821.

Horowitz, R. I. (2013). *Why Can't I Get Better? Solving the Mystery of Lyme and Chronic Disease.*New York: St. Martin's Press. ISBN: 9781250019400.

HISTORIA Y TEXTOS CLÁSICOS DE LA MEDICINA

Galeno. De Usu Partium Corporis Humani (*Sobre la utilidad de las partes del cuerpo humano*). Trad. de Margaret Tallmadge May. Ithaca: Cornell University Press, 1968 (Corpus Medicorum Graecorum).

Hipócrates. *Corpus Hippocraticum.* Trad. y ed. W. H. S. Jones. Cambridge: Harvard University Press, 1923--1995. (Loeb Classical Library).